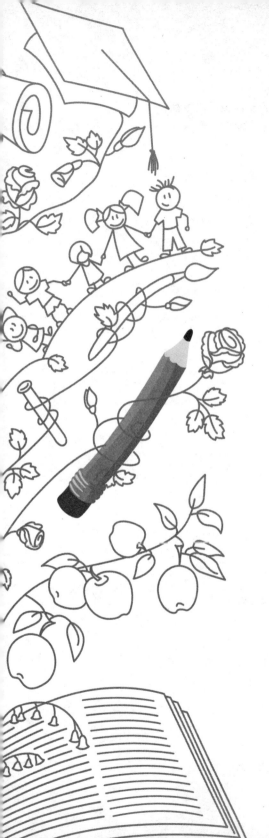

探索与发现 奥秘
TANSUO YU FAXIAN AOMI

身体的秘密

李华金◎主编

时代出版传媒股份有限公司
安徽美术出版社
全国百佳图书出版单位

图书在版编目（CIP）数据

身体的秘密/李华金主编．—合肥：安徽美术出版社，
2013.3（2021.11 重印）　（探索与发现．奥秘）

　　ISBN 978－7－5398－4263－9

　　Ⅰ.①身…　Ⅱ.①李…　Ⅲ.①人体－青年读物②人体－
少年读物　Ⅳ.①R32－49

　　中国版本图书馆 CIP 数据核字（2013）第 044189 号

探索与发现·奥秘
身体的秘密

李华金 主编

出 版 人：王训海

责任编辑：倪雯莹

责任校对：张婷婷

封面设计：三棵树设计工作组

版式设计：李　超

责任印制：缪振光

出版发行：时代出版传媒股份有限公司

　　　　　安徽美术出版社（http://www.ahmscbs.com）

地　　址：合肥市政务文化新区翡翠路 1118 号出版传媒广场 14 层

邮　　编：230071

销售热线：0551－63533604　0551－63533690

印　　制：河北省三河市人民印务有限公司

开　　本：787mm×1092mm　1/16　印张：14

版　　次：2013 年 4 月第 1 版　2021 年 11 月第 3 次印刷

书　　号：ISBN 978－7－5398－4263－9

定　　价：42.00 元

　　从宏观看，人类与庞大的鲸鱼、小巧的蜜蜂以及其他各种各样千奇百怪的动物有着巨大的差别，但实际上，从微观层面上看，人体与其他的动物并没有大的区别，都是由细胞这个生命的基本单元组成的。在我们的身体里存在着各种形状不同，功能各异的细胞。同一种细胞聚集成一群，能够完成某一种特定功能，我们把这些聚在一起的细胞以及细胞间质称为组织。形态相近，功能相关的细胞和细胞间质相互联合起来，就形成了身体的各种组织。组织是构成我们身体的结构基础。组织有规则地联合起来，构成具有特殊形态、执行一定功能的结构单位，这就是器官。一系列相关的器官进一步组合起来，就构成了我们身体的各个系统，我们身体就是在这些器官系统的共同作用下健康运转的。

　　虽然，我们的身体与我们时刻在一起，我们好像非常了解我们的身体，但实际上，我们对我们的身体并不一定真的了解。人体有很多秘密需要我们去了解、去探索。既然都是由细胞构成的，为什么生物体之间有着那么大的差别？为什么眼睛能看到东西？为什么耳朵能听见声音？人体的各个器官和系统是如何在神经系统的统一指挥下有条不紊的工作的？人体的左右脑是如何协调工作的？我们又是从哪里来的？……太多的疑问困惑了我们很多年，人体有着那么多我们所不知道的秘密。

这本书就是讲述我们身体的故事，讲述我们身体的秘密，为我们揭开一个玄妙的身体世界，让我们真正认识自己的身体，从而更加珍爱自己，关爱他人。

CONTENTS 目录 身体的秘密

维持生命的动力——血液循环和呼吸交换

营养物质的汲取——消化系统

身体的组成

　　我们知道，动、植物都是由细胞组成的，是细胞有机体的集合物。这就是著名的细胞学说。细胞学说论证了整个生物界在结构上的统一性，以及在进化上的共同起源。同其他动、植物一样，我们人类的身体也都是由细胞组成的，构成人体的亿万个细胞犹如一块块砖头相互结合"构建"了我们人体的各种组织、器官和系统，最终搭建成我们人体这座"高楼大厦"。

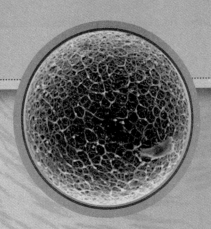

人体的"砖块"——细胞

大家都知道，我们住的每一栋房子，每一幢建筑物，从平地到高高矗立，都是由一块块砖头和其他建筑材料组合砌建而成的。那么，我们每个人的身体，是不是都可以找到像"砖块"这样的基本单位呢？

早在300多年前，有一个叫胡克的英国人，利用手工制成的显微镜，意外地看到软木薄片有许多蜂窝状的一个个"小室"，这些"小室"好像一间间小房子。尽管当时胡克根本不可能意识到这是已经没有内含成分的细胞壁，但他还是把这些"小室"形象化地取名为细胞。

基本小知识

细 胞

细胞是能进行独立繁殖的有膜包围的生物体的基本结构和功能单位，一般由质膜、细胞质和核（或拟核）构成。已知除病毒之外的所有生物均由细胞所组成。一般来说，细菌等绝大部分微生物以及原生动物由一个细胞组成，即单细胞生物。高等植物与高等动物则是多细胞生物。

巧得是，就在差不多同一时期，荷兰生物学家列文虎克也用手工制成了简陋显微镜并观察到了红细胞、细菌，甚至还绘制了精细的植物细胞轮廓图，可惜的是，他依然没有意识到这些有规律排列着的轮廓图，实际上就是组成生物体的"砖块"。

大约又过了200年，德国植物学家施莱登在前人研究的基础上，终于在1838年明确地指出："细胞是任何一个植物体的基本单位，它有它自己的形成和发展的过程。"第二年，德国动物学家施旺进一步证实了细胞在生物体中的普遍存在，他在一篇论文中写道，细胞是有机体，动物体和植物体都是这些有机体的集合物。多么了不起的论断！这个后来受到马克思赞誉的细胞学说，对自然界一切生物的结构组成作了科学的描述。

原来，我们人类的身体也都是由细胞组成的。如果我们有条件借助显微镜观察一些切片，如皮肤切片、纤维切片、骨组织切片，或者索性观察用牙签从自己口腔刮取的口腔上皮，就会看到一个个大小不同、形状各异的细胞。这一个个细胞好比一块块建造高楼大厦的砖头一样，它们相互结合组成了我们的身体。所以说，细胞可以比作我们身体的"砖块"。

不过，话又得说回来，把细胞比作人体的砖块，从科学性、真实性上看，既有形象地帮助大家理解的一面，同时又有不够准确、易于让人误解的一面。我们先看第一方面，尽管细胞各自在人体所处的部位不同，但既然都称为细胞，就都有大体相同的结构，因而可以视为同一类型的结构单位。犹如砖块多少可以反映楼房的高低、规模一样，细胞的多少也可以用来说明人的身体的高矮胖瘦。

据有关资料推测，多细胞生物体的大小跟组成生物体的细胞大小没有多大的联系。高大的植物其组成细胞不一定也巨大，微小的植物其组成细胞也未必微小。北美洲的臣杉，高度超过 40 米，抬头望不到顶；野荞麦、蒲公英低矮匍匐于地表，只有巴掌大，它们都是由差不多大小的细胞构成。但是，组成生物体的细胞数目则是生物体大小的决定因素。

大量的调查表明，生物体的大小主要是由组成生物体的细胞的数目决定的，细胞数越多，组成的生物体就越高大。

然而，细胞毕竟跟砖块有很大差异。比如就形状和功能来说，所用砖块比较一致，即使随着建筑业的发展，有些改变，但通常同一时期同一幢建筑物，所用砖块也大体上相同。可细胞则不然，人体各部分细胞的形状与功能是千差万别的。

各种各样的人体细胞

大家知道，我们的身体是由细胞组成的。深入的观察和研究告诉我们，像砖块这样千篇一律的"典型"细胞在人体中是不存在的。

这是什么意思呢？原来，组成人体的基本结构单位虽然都叫作细胞，但是它们的大小、形状差别悬殊，事实上很难找到完全相同的两个。

拿大小来说，细胞一般都非常微小，可这绝不等于说它们彼此的大小非常相近。要知道，正因为细胞本来就很小，因而互相即使相差一毫米、一微米，相对于实际体积来说，所占比例也是相当大的。有一位学者为了说明我们人体细胞之间大小不一，举了个让人一听便明白的假设：如果把最大的人体细胞比作鸵鸟卵——生物界细胞体积之最，长 15 厘米，直径 12 厘米，重达 1.35 千克，那么较小的人体细胞甚至在一个针尖上就可以安安稳稳排下100 多万个。这样一比，最大的跟最小的细胞的差异让人惊叹！

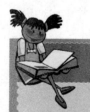

拓展思考

人体内最大的细胞

如果按细胞直径看，人体内最大的细胞要数卵细胞。如果以细胞长度来说，人体内最大的细胞应该是骨骼细胞，超过 4 厘米。如果以细胞突触长度划分，人体内最大的细胞则是神经细胞，神经元的轴突长达 1 米以上。

上面的比较是估算出来的，只是一种比喻。我们还可以举一个千真万确的数据，让你真正认识人体细胞的大小差异确实非常之大。

我们身体中有一种细胞，叫作神经细胞，它一般由细胞体和突起两部分组成。胞体形态多变，大的直径为 150 微米，小的直径 5～6 微米，也算不上

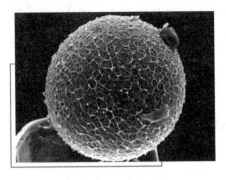

显微镜下的人体细胞

什么特别。可突起的长短差别却相当大。有一种叫"脊髓前角运动细胞"，它负责把大脑发出的运动指令，从脊髓一下传到脚趾末端，所以可以断定其轴突在成年人身体中的长度可达 1 米以上。

当然，我们讲人体细胞形形色色，除了大小长短之外，更主要的是体现在形状和功能上。例如，肌肉细胞是细长条状的，说得形象些，有点像棉花丝纤维，所以又被称为肌纤维。口腔、食管内壁上覆盖着的上皮细胞呈扁平状，从表面看，呈多边形和不规则形。血细胞形状变化也很大，红细胞俗称红血球，中央较薄，周围较厚，好似双凹圆盘状的大饼；白细胞因种类不同形状变化更大，通常呈球形或椭圆形，当机体受到病菌侵犯时，会以变形运动的方式穿过毛细血管，吞噬细菌。有趣的是，原来较为稳定的细胞核，在白细胞中形状也多种多样，被称为杆状核；有的分成 2～5 叶，被称为分叶核；还有的呈 S 形、不规则形、肾形和马蹄形等。

同一种细胞，形态差异最大的要数神经细胞了。我们且不说它的突起有轴突和树突之分，树突像树枝分叉那样能作多回分叉，彼此粗细不等，长短不一，就胞体而言，形状就有球形、椎体形、梨形、棱形、星形、颗粒状等。

不同的细胞和同一细胞的

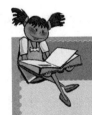

拓展阅读

血细胞

血细胞又称"血球"，是存在于血液中的细胞，能随血液的流动遍及全身。血细胞约占血液容积的 45%，包括三部分：红细胞、白细胞和血小板。

不同类型，形状千差万别，归根到底跟它们在身体中所处的部位，以及在不同部位中所担负的功能是密切相关的。例如，人的眼睛中有两种视觉细胞，按形状划分，一种叫视杆细胞，一种叫视锥细胞。别看杆状和锥体外形差别不大，功能上却有明显的分工：视杆细胞对弱光刺激敏感，负责感受白光，不能辨别颜色；视锥细胞对强光刺激敏感，不同类型的视锥细胞还能分辨颜色。老鼠眼睛中主要含有视杆细胞，适于在夜间活动，鸡眼睛中几乎全部是视锥细胞，只能在白天活动。我们人的眼睛中两种视觉细胞都有，所以白天黑夜都可以看东西和分辨颜色。

➡ 各种细胞怎样有机地组织起来

既然细胞种类形形色色，构成人体的数量又有好几万亿个。那么它们是杂乱无章堆积在一起，还是按照一定的规律，有条不紊地结合起来的呢？生物学家给我们的回答是后者。什么原因呢？让我们介绍一个有趣的实验。

有位细胞学家为了探索不同细胞之间相互识别和相互作用的机理，他把两种不同类型的游离活细胞混合培养在一起，发现同类型细胞相互结合，不同类型细胞彼此远离。接着，他把鸡胚胎时期的皮肤表皮细胞、视网膜色素细胞、心脏细胞、肝脏细胞，还有软骨细胞、神经管细胞，按各种组合方式进行游离细胞的混合培养，实验结果让人大开眼界：无论采用哪种组合方式，游离细胞之间经过相互接触、识别和运动，最终都是按照表皮细胞→软骨细胞→视网膜色素细胞→心脏细胞→神经管细胞→肝脏细胞的次序，自外围向中心排列着。这种细胞的排列方式跟我们身体实际的细胞结合方式十分相似。

由此使我们想到癌细胞的生长和排列特点。癌症到目前为止仍是医学上较难治愈的顽症之一。它为什么对人的身体危害那么大，究其生理特征，是因跟上述有规则的细胞排列恰恰相反的缘故。身体某个器官、组织一旦得了癌症，癌细胞便失控般地疯狂繁殖，大量地消耗人体营养，而且新增殖的细胞毫无秩序地堆积在那里，阻碍了其他细胞组织的正常代谢，危及人体正常的生理活动，最终导致死亡。

这一正一反两个例子说明，细胞有规则地组织起来，对我们身体的结构和健康确实异常重要。组织学的研究为我们了解细胞的结合规律提供了线索。形态相近、功能相关的细胞和细胞间质相互联合起来，形成各种组织。组织是构成我们身体的结构基础。我们的身体中许许多多的细胞总体上可以归为 4 大类组织。

广角镜

人体内的原癌基因

现代医学认为：每个人体内都有原癌基因，但不是人人体内都有癌细胞。原癌基因主管细胞分裂、增殖，人的生长需要它。为了"管束"它，人体里还有抑癌基因。平时，原癌基因和抑癌基因维持着平衡，但在致癌因素作用下，原癌基因的力量会变大，而抑癌基因却变得较弱，最终导致癌症的发生。

◎ 上皮组织

上皮组织覆盖在身体外表和体内各种管道、腔、囊的内外表面。主要结构特点是细胞排列紧密，细胞间质少，具有保护、吸收、分泌、排泄和感觉等功能。如覆盖在皮肤表面的上皮起保护作用；覆盖在胃、肠、子宫和输卵管内腔面的上皮，执行吸收和分泌的功能；分布在气管内表面的纤毛上皮，能黏着、清除灰尘中的细菌；还有眼睛的视网膜、鼻子黏膜的感觉上皮，有视觉、嗅觉等感觉功能。

◎ 结缔组织

结缔组织在机体内分布最广、形状变化多而复杂。主要结构特点是细胞数量较少，种类多，细胞间质特别发达，包括基质和纤维两部分，细胞分散在基质中。结缔组织主要起支持、连接作用，此外还有营养、防御和修复等功能，结缔组织按功能和组成成分的差异，又可分为好几种。例如，疏松结缔组织、致密结缔组织（肌腱，韧带）、脂肪组织、软骨、骨、血液和淋巴等。

◎ 肌肉组织

肌肉组织分布在机体凡是需要运动或活动的部位。结构特点是肌细胞细而长，呈纤维状，主要作用是收缩和舒张，从而引起身体运动和体内脏器搏动、蠕动等。肌肉组织可分为 3 种：一种是骨骼肌，肌原纤维排列整齐，有显著横纹，又叫横纹肌，附着在躯干、四肢骨骼等部位，收缩快而有力，容易疲劳。另一种是平滑肌，分布在血管、胃肠、膀胱等内脏上，收缩缓慢而持久，不易疲劳。第三种是心肌，即是构成心脏的肌肉，有横纹但不明显，收缩有节律性，不易疲劳。

◎ 神经组织

神经组织是一类很特殊的组织，主要由神经细胞即神经元和神经胶质细胞组成。神经元负责接受刺激和传导兴奋，神经胶质细胞则是支持和营养神经的细胞。神经元按神经细胞突起数目，分为单极神经元、假单极神经元、双极神经元和多极神经元。神经胶质细胞依形态、功能，分为星状胶质细胞、少突胶质细胞和小胶质细胞等。

◑➤ 从组织到器官、系统

　　细胞形成了组织，能够执行各种生理功能。但是，从生物进化的角度分析，停留在组织水平的生命有机体，无论是摄食、感觉，还是繁殖、自卫，都只能停留在很低的阶段。多细胞动物，只有在结构上不断复杂化，生理上具有严格的分工，适应环境的能力才可能不断提高。由于这样的缘故，人类作为最高等的多细胞动物，身体内的各种组织理所当然有规则地联合起来，构成具有特殊形态，执行一定功能，这就是器官。

　　我们的身体有各种器官，脑、脊髓、心脏、肺脏是器官，肠、血管、皮肤、骨头也是器官。怎样知道它们是器官而不是组织呢？从定义上讲，是不难区分的。但要真正鉴别某部分机体是组织还是器官，必须从解剖角度去分析才能弄清楚。具体说，就是看它是不是包容一种以上的组织，如果它是由几种组织组成的，确认它是器官肯定没错。

　　还是举例说明吧。比如皮肤，大家很熟悉。它覆盖在身体表面，将机体与外界环境分隔开。皮肤不像其他器官，不具有相对独立且集中的轮廓，但却连绵不断地遍及全身。皮肤扁平、很薄，特别在眼皮等处薄得只有 0.5 毫米，所以很像上皮组织。然而仔细观察皮肤纵剖面，从外到内可以找到上皮组织、致密结缔组织、肌肉组织、神经组织、脂肪组织等好几种组织，因此千万不要忘记皮肤是一种器官。

　　又如骨头，前面把它列为结缔组织，其实这是为了便于说明问题而作的简单化处理。实际上骨骼作为机体中相对完整的一部分，包括骨膜和骨组织，骨膜本身就是一种结缔组织，骨膜内还贯穿有神经组织和血管，所以准确地说，骨骼属于人体的器官。

人体的器官尽管有多种组织构成，但还是只能完成某种具体的功能：胃用于初步消化食物，心脏不停搏动以推动血液流动。而我们的身体要进行任何某一类生理功能，不论是消化还是循环等，需要一系列功能相关的器官进一步组合起来，于是便构成系统。

如果说从细胞到组织再到器官，这是人体结构与功能的复杂化和专门化的话，那么由器官上升到系统，则是在结构基础上功能的系统化和高效化，显而易见，我们的身体在这方面已达到了空前的统一。

维持生命的基本条件

　　新陈代谢是维持我们生命的基础。生物体与外界环境之间的物质和能量的交换以及生物体内物质和能量的转变过程即为新陈代谢。生命活动离不开新陈代谢，新陈代谢分秒不停地在进行着，它为人体的生长发育、生殖和维持体内环境恒定提供物质和能量。新陈代谢一旦停止了，意味着生命也就终结了。人体的新陈代谢包括物质代谢和能量代谢两个方面。物质代谢是指人体与外界环境之间物质的交换和人体内物质的转变过程。能量代谢是指生物体与外界环境之间能量的交换和人体内能量的转变过程。

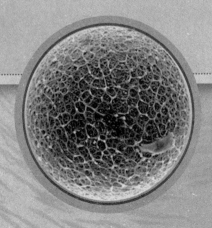

新陈代谢

人体生命活动的基础是新陈代谢，它包括物质的合成代谢和分解代谢。人体从外界摄取物质经过一番变化，变成自己身体的一部分，并且贮存能量，这种变化叫作合成代谢。与此同时，构成身体的一部分物质也不断地氧化分解，释放能量，并把分解的产物排出体外，这种变化叫作分解代谢。合成代谢需要能量，分解代谢释放能量，而合成代谢所需要的

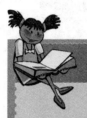

拓展阅读

影响新陈代谢的因素

年龄：一个人越年轻，新陈代谢的速度就越快。

性别：男性通常比女性的新陈代谢速度快。

运动：剧烈的体育运动过程中和活动结束后的几个小时内身体的新陈代谢都会很快。

能量正是由分解代谢所释放的，可见合成代谢与分解代谢这两个方面，既相互矛盾，又相互联系。它们组成人体的一个新旧交替的过程，这就是新陈代谢。人体的新陈代谢时时刻刻都在进行着，新陈代谢一旦停止，生命也就结束了，其他的一切生物也都是这样。所以说，新陈代谢是维持生命的基本条件，它为个体的生存、生长发育、生殖和维持体内环境恒定提供物质和能量。

人在青少年时期，身体正处于生长发育阶段，摄入物质的总量超过排出物质的总量，因此身体逐渐长大，这就是合成代谢占优势。当人在生病期间，摄入物质的总量少于排出物质的总量，因此，身体逐渐消瘦，这就是分解代谢占优势。

人体在新陈代谢过程中，既有物质变化——物质代谢，又有能量转换——能量代谢。

▶ 物质代谢

人体内有很多化学物质，假如把性质相近的归在一起，不外包括蛋白质、糖类、脂类、水及无机盐这几大类，物质代谢实际上也是围绕这几种物质进行的。

◎ 蛋白质的代谢

蛋白质是组成人体结构的主要物质。食物中的蛋白质经过消化，变成各种氨基酸，被吸收到人体后，在各种组织细胞内，在各种酶的参与下又重新合成人体所特有的蛋白质。而体内原来的蛋白质中，有的被分解，蛋白质分解代谢的第一步是变成氨基酸，氨基酸氧化后生成二氧化碳和水，并释放能量。一些蛋白质分解的最终产物则由尿液排出体外。因此，人体内的蛋白质，不论是细胞之内的（构成细胞成分的蛋白质），还是细胞之外的（如血浆里的蛋白质），都在不断地进行着更新除旧。如血浆里的蛋白质，大约每 10 天就要更新一半。

蛋白质约占人体重量的 17%，是人体干物质中数量最多，生理作用最复杂的物质。蛋白质不仅是机体各种细胞的组成成分，也是一些生理活性物质如酶、激素等的重要成分。此外，蛋白质对

你知道吗

蛋白质的成分

蛋白质是由 C（碳）、H（氢）、O（氧）、N（氮）、P（磷）、S（硫）、Fe（铁）、Zn（锌）、Cu（铜）、B（硼）等元素组成。

体液的酶碱平衡和维持正常的渗透压也起着极其重要的作用。因此，当机体缺乏蛋白质时，容易造成机体生长发育迟缓、体重减轻、疲劳、贫血、创伤不易愈合、对疾病的抵抗力减弱及病后恢复缓慢等。严重缺乏时，可出现营养不良性水肿。

在鱼、肉、黄豆、奶及蛋中，蛋白质的含量较为丰富。一般认为，动物性蛋白质的质量最高，植物性蛋白质中的黄豆、米和面则其次。

◎ 糖类的代谢

糖又叫碳水化合物。食物中含的糖类主要是淀粉，淀粉经过消化变成葡萄糖，吸收到体内。

正常血液中葡萄糖量（简称血糖），必须保持在 80 ~ 120 毫克（100 毫升范围内）。这个数值要相对稳定，才能维持细胞的正常生理活动。当大量的食物经过消化，陆续吸收到体内，血糖的含量会显著增加。这时，肝脏可以把一部分葡萄糖转变成糖原，暂时储存起来。同样肝脏也能将储存的糖原变成葡萄糖输送给血液。这样，血糖浓度才能维持在正常水平。

如果吸收到体内的葡萄糖过多，葡萄糖经过上述的变化以后，仍然有剩余，这部分葡萄糖就在细胞内转变成脂肪贮存起来。因此，有的人尽管没有吃很多脂肪类食物，仍然有可能胖起来。而劳动量大的人，体内糖的氧化也多，不会有过多的糖变成脂肪，不易发胖。此外，糖还是构成核糖核酸、脱氧核糖核酸的重要成分，并起到保护肝脏的功能。

知识小链接

核糖核酸、脱氧核糖核酸

核糖核酸简称 RNA，是指存在于生物细胞以及部分病毒、类病毒中的遗传信息载体。RNA 和蛋白质生物合成有密切的关系。脱氧核糖核酸简称 DNA，又称去氧核糖核酸，是染色体的主要化学成分，同时也是组成基因的材料。

糖是人体所必需的一种营养，是热量最主要的来源，也是生命活动的主要能量之一。

◎ 脂肪的代谢

脂肪在人体组织中的含量波动很大。食物中的脂肪经过消化，吸收到体内以后，大部分是在皮下、肠系膜、肌肉间隙等处贮存起来，这部分脂肪称为贮存脂肪，含量常随膳食脂肪量而变动。而贮存于细胞质和细胞膜中的脂肪被称为组织脂肪，其含量稳定不受膳食脂肪的影响。成年人贮存的脂肪一般占体重的 10% ~20%，女子通常比男子多一些。当身体需要时，这部分贮存的脂肪也可以进行分解，释放能量，供细胞利用。此外，脂肪还有维持体温、固定组织和保护脏器、调节生理功能等作用。

脂肪主要由食用油脂和动物性食物供给。米、面内含脂肪量虽然极少，但因每日食用量大，故也是脂肪的来源之一。此外，黄豆、胡桃、花生等的脂肪含量也极其丰富。

◎ 水和无机盐的代谢

水是人体组织或细胞的重要组成部分，它可调节体温，维持正常的消化吸收、血液输送和排泄功能，又是体内各种生化反应的重要媒介。成人体内的水分约占人体重量的 60%，且年龄越小所含水分的百分比越高。一个人若多日不进食但有水分的补充，仍可维持生命 20 多天，但如缺水几天或身体失水 20% 后就可引起死亡，由此可见水对人体的重要性。

人体内的水主要来自食物和饮料，除此之外体内的物质氧化也可以产生一些水。人体内水的排出，主要是通过肾脏随尿液排出的，其次是通过皮肤、呼吸道以及随着粪便而排出的。

◎ 无机盐

无机盐又称矿物质，占人体总重量的4% ~5%，人体中无机盐元素有60余种，但钙、镁、钾、钠、磷、硫、氯这7种含量较多，其他如铁、铜、碘等则含量极微，所以又称微量元素。无机盐在体内含量虽少，但有极其重要的生理功能，如维持构成机体内的渗透压和酸碱平衡，维持正常的生理活动，同时也是体内活性成分如酶、激素等的组成成分。体内的无机盐主要是通过肾脏排出，其次是通过皮肤排出的。

拓展阅读

酶

酶指由生物体内活细胞产生的一种生物催化剂。酶大多数由蛋白质组成，能在机体中十分温和的条件下，高效率地催化各种生物化学反应，促进生物体的新陈代谢。生命活动中的消化、吸收、呼吸、运动和生殖都是酶催化反应的过程。

无机盐的来源主要是蔬菜和粮食。我国膳食中钙最为缺乏，而绿叶蔬菜、豆类、牛奶中含有较多的钙。有些高原、山区的居民食物中含碘量较少，常易引起地方性甲状腺肿。碘则以海洋水产品如海带及海盐中含量较为丰富。孕妇、哺乳期妇女和儿童的铁需要量较一般成人为高，铁则以绿叶蔬菜、豆类、牛奶中含量较多。

在正常情况下，人体摄入和排出水与食物的总量是容易维持平衡的。但是，在患有某些疾病的情况下，这种平衡就可能被破坏，严重的可导致生命危险。例如，在患急性胃肠炎时，大量水分和无机盐随着呕吐及腹泻排出体外，不仅如此，体内的水分还通过呼吸、汗液、尿液继续排出体外，造成严重的水、电解质紊乱。这时，除了给予病人消炎药外，还要给病人注射相当数量的生理盐水，来维持水的代谢平衡。又如，在剧烈的体力劳动和高温环境下，体内盐分随汗液大量排出体外，这时，由于体内缺乏盐分，可出现乏力、四肢麻木的状况，严重者出现肌肉痉挛等现象。因此，必须及时补充一些淡的食盐水来维护体内代谢平衡。

➡️ 能量代谢

物质代谢与能量代谢两者密切相关，物质代谢总是伴随着能量代谢同时进行的。

◎ 食物的热量价

据测定，蛋白质、糖类和脂肪在体内氧化所释放的热量，分别是：蛋白质平均为 4.1 千卡/克（千卡为热量单位，1 千卡相当于将 1 升水的温度升高 1℃所需要的热量。1 千卡 $= 4.1868 \times 10^3$ 焦耳）。糖类为 4.1 千卡/克，脂肪平均为 9.3 千卡/克。因此，蛋白质的热量价为 4.1 千卡，糖类为 4.1 千卡。

人体所消耗的能量是由食物供给的。合理膳食中来自糖的热量不应大于 70%，一日膳食中来自脂肪的热量约为 20%，蛋白质的热量应在 10%～14%。

◎ 基础代谢

因为新陈代谢易受肌肉活动、环境温度、食物和精神因素等影响，运动或劳动、环境温度升高、进食和精神紧张等都能导致新陈代谢增强，此时能量代谢也增加。因此，我们必须了解一个人的基础代谢。

基础代谢就是人在清醒、静卧、空腹和环境温度在 20℃ 左右的条件下所消耗的能量，这些能量主要用于维持体温和神经器官、循环器官、呼吸器官等器官系统的生理活动。据测定，一个中等身材的成年男子在这种条件下一

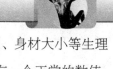

昼夜所消耗的能量约为1400千卡。基础代谢随年龄、性别、身材大小等生理因素的不同而有差异。但是，上述生理因素相同的人，总有一个正常的数值。当患某些疾病时，基础代谢就会出现异常。如甲状腺功能不足时，则基础代谢率降低；甲状腺功能亢进时，则基础代谢率升高。

◎ 人体内物质和能量的消耗与补充

人在一天的学习、劳动等各种活动中需要消耗大量能量，一昼夜所消耗的能量总比基础代谢率高。但究竟高出多少，这主要由体力劳动的强度来决定。一般来说，体力劳动强度越大，则消耗的能量也大，与此相应的食物热量的供给也就高。

青少年正处于身体迅速生长的时期，因此尤其需要增加营养。人体生长发育所需要的营养必须是全面的，如蛋白质、糖、脂肪、无机盐等都需均衡地摄取。而人体所必需的营养素是存在于各种动物和植物性食物中的，如肉、鱼、蛋、豆类及绿叶蔬菜中，所以青少年在饮食中尤其不能偏食。

◎ 体 温

人的体温一般保持在37.0℃左右，清晨2~6时体温最低，下午2~8时体温最高，波动不超过1.0℃。女子体温比男子稍高，且还随月经周期而变动，女子体温的周期变动，可能与性激素的分泌周期有关。人体内各种酶的适宜温度介于30℃~40℃，体温低了，代谢率下降；体温升高到某种限度（如42℃以上），代谢也将发生严重障碍。由此可见，维持体温的相对恒定，是人体进行正常生命活动的最基本的条件。体温之所以能保持恒定，是神经和体液调节的结果，它使人体内的产热过程和散热过程保持相对平衡。

人体产热的部位主要是内脏和骨骼肌。安静时产生的热量主要来自内脏。剧烈运动时产生的热量，主要来自骨骼肌，约占总热量的90%。剧烈运动时产生的热量比安静时高出 10 ～ 15 倍。人在寒冷的环境中，骨骼肌会出现不由自主的"颤抖"现象，据测定，这样颤抖能使人体内产热量成倍地增加。这是人体防止体温下降的重要防御反应之一。

体内的热量传导到体表，通过辐射、对流、传导以及蒸发等方式又不断向外界发散。因此，皮肤是人体赖以散热的主要部位。

在冬季，人体皮肤血管都要收缩，血液流量小，皮肤温度降低，因而由皮肤直接散失的热量减少。同时，汗液分泌少，甚至不分泌，因此由汗液蒸发而散失的热量就很少了。这样就能使人在寒冷的环境里体温仍保持正常。

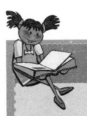

拓展阅读

腋下体温测量方法

先将体温计的水银汞柱甩到 35.0℃以下，再将体温计头端置于受测者腋窝深处，用上臂将体温计夹紧，5 到 10 分钟后读数。读数方法是一手拿住体温计尾部，即远离水银柱的一端，使眼与体温计保持同一水平，读出水银柱右端所对应的数字。

在夏季，人体皮肤血管舒张，血液流量增大，皮肤温度升高，因而由皮肤直接散发的热量增多。同时，汗液分泌多，因此由汗液蒸发而散发的热量也就增加了。当气温达 35℃以上，人体的散热就主要通过汗液蒸发这一途径了，这样就能使人在炎热环境里体温仍保持正常，不致升高。

人在炎热的天气，特别是在高温环境下工作时间较长后，就会发生头昏、眼花、大量出汗甚至昏倒、抽搐等现象，称为高温中暑。这时要赶快把中暑病人抬到阴凉通风安静的地方休息，松开衣扣。用冷水浸湿的毛巾放在病人前额部或用以擦身，使体温下降，并补充含盐饮料。之后再选用解暑药物等。如病情严重者，必须送医疗部门进行抢救。

外界信息的感觉器
——眼、耳、舌、鼻

　　眼、耳、舌、鼻是我们认识外界、感受外界、获取外界信息的非常重要的感受器。通过眼睛，我们目睹了外界的精彩画面；通过耳朵，我们听到了外界美好的声音；通过舌头，我们品尝了世间美味佳肴；通过鼻子，我们感知了外界万千的气味。作为人体感知外界的感受器，眼、耳、舌、鼻有着非常精密的构造和独特的功能，正是在这些精密构造和独特功能的基础上，人体才会准确感知外界，了解外界。

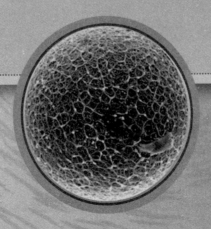

摄录精彩世界的眼睛

眼睛是人体精密的光感受器，是我们认识世界的重要器官，人体所获得的外界信息，大部分是靠眼睛来实现的。这个重约 7 克，直径约 2.4 厘米的眼睛，使我们看到世界的万物，远至几十亿光年的天体上的星光，近于咫尺之内的秋毫之物。

那么，我们为什么通过眼睛能看见万物呢？在古代有人认为是眼睛发光和外界物体相遇，放出光，光流射到我们眼睛里，于是产生了视觉。其实，眼睛并不能发光，而是物体发射和反射出的光刺激了我们的眼睛，才使我们看到了东西。

眼睛的结构非常精密，其主要结构为角膜、瞳孔、晶状体、玻璃体、视网膜等。

角膜是无色透明的，内含大量的感觉神经末梢，感觉灵敏，如果刺激角膜，能引起反射性眨眼，对眼睛起保护作用；瞳孔即人们常说的"眼仁"，它能变大也能变小。其大小可由瞳孔括约肌调节，可控制进入眼内光的多少。每个人都有这样的感觉，从黑暗的电影院里刚出来，你会感到强烈的光的刺激。这是因为瞳孔在暗光下扩大，出影院后突然接受大量的光的缘故，随

拓展阅读

瞳孔与眼疾病

正常的瞳孔为圆形，黑色透明，两侧等大，直径约 2.5 毫米。除了生理调节变化外，若瞳孔直径小于 1.5 毫米或大于 5 毫米，边缘不规则，色泽异常，对光反应迟钝或消失等，常常会预示着一些眼睛疾病的发生。

之瞳孔缩小。

不过有时瞳孔的放大不一定都是受光线强弱的作用。科学家试验过，把丰盛的美味佳肴分别放在饥饿状态下和刚吃过食物的被试者面前，结果发现前者的瞳孔要比后者大 2.5 倍。所以，人们在遇到新奇刺激时，瞳孔也会比平时扩大好几倍。另有科学家发现，瞳孔的变化还与思维活动有联系。比如我们做容易的习题时，瞳孔保持原状；如果题目很难或者考试时，瞳孔就会开到最大的限度。

负责瞳孔缩小的肌肉叫瞳孔括约肌，受副交感神经作用。瞳孔括约肌环行瞳孔，并向外放射，它收缩时把肌肉拉向瞳孔前上方，这样瞳孔被遮盖一部分，瞳孔就小了。负责瞳孔扩大的叫瞳孔开大肌，受交感神经的支配。瞳孔开大肌与括约肌正好相反，它是由外向内放射环行于瞳孔周围。它收缩时使瞳孔放大。

眼睛的晶状体呈凸透镜状，透明而有弹性，它的形状可以调节，当看近物时，曲度增大，折光性增强，恰好在视网膜上成像；看远物时则相反。如果眼睛经常处于疲劳状态，晶状体的调节能力减弱，就易形成近视眼。如果晶状体发生混浊，就会形成白内障。

玻璃体位于晶状体后面，充满于晶状体与视网膜之间，充满晶状体后面的空腔里，具有屈光、固定视网膜的作用。

视网膜由视细胞组成，主要为视锥细胞和视杆细胞。视锥细胞能感受强光，还可识别不同的颜色，白天看物主要靠它；视杆细胞感受弱光，有夜

趣味点击 视网膜的十层结构

视网膜是一层透明薄膜，其外面紧邻脉络膜，内面紧贴玻璃体。薄薄的视网膜竟分为 10 层，分别为：色素上皮层，视锥、视杆细胞层，外界膜，外颗粒层，外丛状层，内颗粒层，内丛状层，神经节细胞层，神经纤维层，内界膜。

间看物的功能，猫头鹰等动物的这种细胞比较发达，所以夜间出来活动。眼睛灵活自如的运动是靠眼外肌协调收缩完成的。

眼睛所产生的视觉，是由眼、视神经和视觉中枢的共同活动完成的。眼睛就像人体的一部摄像机，物体的光通过眼球到达视网膜。视网膜上有1亿多视神经细胞，这些细胞把物体的"影像"摄下来，由视神经传递到视觉中枢，并由视觉中枢分析、辨认出来，这才是眼睛能看到世界上万物的秘密。

世界之所以美，是因为充满了五光十色的"风景"。蓝蓝的天空，洁白的云层，绿油油的叶子，红艳艳的花朵，五彩缤纷的霓虹灯……我们能看到这样精彩的世界，都是眼睛的功劳。那么，我们的眼睛是怎样感觉到这千百万种颜色的呢？

这是因为我们的眼睛内，有几百万个视锥细胞，这些视锥细胞使我们能看清在照亮的光线下的物体，并区别各种不同的颜色。日本学者通过色觉研究证明：视锥细胞有3种，它们分别对红、绿、蓝光最敏感，正因为视锥细胞含有这3种颜色的"感光色素"，我们的眼睛才能调配出近2万种颜色，从而得以看到自然界中的本来颜色。这就像照相底片那样，黑色底片照不出彩色相片，只有彩色的感光底片才能照出与原物体相同颜色的照片。

你可能会问，这么重要的眼睛为什么不长在一个安全隐蔽的地方而是要长在头部的正前方呢？科学家们对这个问题做了详细的回答。

他们说，人的双眼之所以长在头部，是在漫长的生物发展史中，长期进化的结果，也是适应环境的最佳选择。这个道理很简单，因为眼睛长在高高的头上，能看得更远，对寻觅食物和发现敌情都有好处。视野变得开阔，见多识广，对促进人类的智力发展也起到了重要作用。

眼睛长在正前方，有它的道理。因为人的脚适合向前迈步，见到障碍可以绕过去；双手习惯于在身体前面做事，也必须要求有一双向前看的眼睛。而且两眼长在前方，可以集中观察和处理面前的事情，避免左顾右盼而犹豫不决，同时还增加了视觉图像的立体感，有助于判断物体的远近，这在生存竞争中是很重要的。

我们从另外一个角度来考虑这个问题。若两只眼睛都长在左边或都长在右边，其结果必然是人类像螃蟹那样，只能横着行走。要是人的眼睛一只在左边，另一只在右边，或者一只在前方，另一只在后方，这样一来，人的视野是大大开阔了，但无法集中视力观察，也无法使见到的图像产生立体感，分辨不出距离的远近。所以说，人的眼睛长在头部的正前方是最合理的。

◆ 眼睛的保护和近视眼的预防

人们除了睡觉的时候，几乎每时每刻都在眨眼睛。我们每一个人都在不断地眨眼，正常人每分钟要眨眼 10～20 次，每次眨眼的时间 0.2～0.4 秒。除去睡眠时间，一个人一天要眨眼 1 万次左右，人体中最忙碌的算是眼睑肌了。每次眨眼间隔时间仅 4～5 秒。别小看眨眼这个简单而又短暂的小动作，它的作用可不小。

眨眼时能将泪水均匀地涂抹在角膜和结膜上，使它们湿润，免于干燥。眨眼的同时促使泪液分泌，这就是人们感觉眼睛干燥时自动使劲闭眼的道理。另外，眨一次眼也就像"擦一次玻璃窗"，使眼睛始终保持着清洁明亮的状态。

当飞虫或异物突然飞向眼睛时，眼睛迅速作出眨眼反应，挡住飞虫飞进眼睛中，免受或缓冲眼珠的损害。

眨眼时要闭上眼皮，可以防止光线持续地进入眼里，眼底的视网膜得到短暂的休息。别看眨眼是"瞬息"，加在一起，每天竟有 1 个小时。也就是说，我们每天要当 1 个小时的"瞎子"，可是主观又感觉不到"黑暗"。有科学家认为，在视网膜短暂休息时，正是大脑视神经传达上次由视网膜神经细胞感受器传来的信息，来不及分析紧接着下一个视觉冲动又送到神经中枢，所以我们察觉不到眼前变黑了。

眨眼能削弱直射眼底的强烈光线，这同窗帘遮住阳光的作用相似。可以想象出，如果眼睛总处于睁着的状态，光线一直照在视网膜上，那么我们的眼睛用不了几年的时间，就会视力减退，甚至疲劳至盲。

综上所述，为什么要眨眼睛这个问题也就明白了，答案是——为了保护我们的眼睛。

这是眼睛自带的保护措施，由于眨眼的保护作用，眼睛在正常情况下都可以清晰地看到物体。但是如果不注意眼部卫生，近视眼可能就会找上我们了。

眼睛在看 5 米以外的物体时，光线进入眼球聚集在视网膜前面，在视网膜上只能得到一个模糊的物像，这就是近视。一双正常的眼睛，为什么会渐渐变成近视眼？

除了家族遗传因素外，主要与用眼不当有关。近距离读写，照明度不够，过多看电视、玩电子游戏机，都可使眼肌疲劳，时间长了会导致眼球前后径增长，久而久之就成了近视眼。如果读写时间过长，在光线过强或过弱的场合读写，眼睛与书本的距离过近，走路或躺在床上看书或者在晃动的车厢里看书，以及读写时坐的姿势不正确等，会使眼睛里负责调节的睫状肌，经常处于紧张的调节状态。

另外，在眼睛里像双凸镜一样的晶状体，也经常使其最大限度地向前凸出，以适应需要。睫状肌经常处于拉紧状态，时间一长，就会失去原有的作用：就是说，睫状肌因过度紧张的调节，发生疲劳甚至发生痉挛，最后使视力减退，而成为近视眼。这种近视眼，在医学上叫作"假性近视"，也叫作"功能性近视"。这时尽管眼球的前后直径长度正常，但是看远还是不可能看清楚。这种近视眼，要及时纠正不良的用眼习惯，并及时请教眼科医生，采用合适的方法，消除睫状肌的紧张状态，视力通常能得到改善，甚至恢复正常。

很多人以为，从一双正常的眼睛变为近视眼，是一个渐渐变化的过程。其实，在视力减退之前，眼睛会表现出种种预兆。这是很重要的信号，因为它提醒你及早采取防治近视的措施。

近视眼发生前的最重要的信号是经常感到眼睛疲劳。例如，有许多十几岁的中小学生，

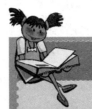

拓展阅读

近视眼与遗传

近视眼有一定的遗传倾向，高度近视的遗传性更是明显。父母高度近视，子女近视的概率大于常人，但如果注意用眼卫生则能降低这个概率或减缓近视进程和程度。

看书时间过长，眼前就会出现字迹重叠串行。在看前方物体时，常常会产生若即若离的感觉。有些人在长时间眺望远处后，将视力移向近处物体，往往会感到眼前模糊不清。这些现象表明，由于眼睛过度疲劳，眼内的睫状肌已出现调节失灵。这种情况如果继续下去，将可能形成近视眼。还有在眼睛疲劳的同时，有些人的眼睛会出现灼热、胀痛等症状，严重的还会引起头部和颈、背部的疼痛。这些都是由于眼部感觉神经发生疲劳性感觉过敏而引起的假性近视的先兆。

如果假性近视没有得到有效的治疗，眼球就会变凸，前后径变长，而且很难再缩短了，发展到真性近视，想要恢复正常是很难办到的。

眼保健操是目前最有效地防止近视的措施，它是针对造成近视眼的原理，运用中医中的推拿、穴位按摩等方法，综合而成的预防近视眼的措施。眼保健操通过按摩穴位处的经络，引起条件反射，从而消除眼睛的调节和集合的

紧张，恢复调节和集合的功能。这种作用被称为"疏通经络、调和气血"。

近视眼要戴眼镜，这大家都知道。但具体到个人，也有不少想法。有的人听说近视眼戴眼镜会越戴度数越深，因此宁可近视也不愿配镜、戴镜。其实这是不对的。因为眼睛近视了，看不清时就会迫使眼睛加大调节，眼压上升，眼外肌收缩，长期下去可导致眼轴变长，近视加深。同时，不戴眼镜看书写字，势必离书本、桌面很近，更易加深近视。所以，还是戴镜为好。

哪些近视要配镜？据研究，假性近视原则上不配，真性近视要配镜，混合性的配镜度数不能超过真性近视的度数。建议 100 度以下近视眼可暂时不戴镜；100 度以上者不论看远看近都要戴，如果不戴，写字、读书时两眼对目标越凑越近，越容易加深近视。中高度近视眼要常戴，10 岁以下儿童眼睛近视或远视度数相差很大的也要配戴眼镜。

最后提醒一下，一定要到正规眼镜配制中心验光配镜，否则可能会造成过度矫正，使近视加深。也不要选用大镜架的眼镜，因为它的光学中心与瞳孔距离对应很差，会使视力模糊，产生视力疲劳。

◉ 收听美好声音的耳朵

耳朵是人体的听觉器官，是大脑收集信息的重要情报员，它犹如人体收音机，可以为大脑提供更多的信息。

我们平常所讲的耳朵，实际上只是听觉器官突出于头部表面的部分，医学上称为耳郭。单凭这两个耳郭是听不到声音的，听觉器官中更重要更复杂的部分都藏在头的内部，从表面上看不出来。耳朵分外耳、中耳和内耳 3 部分。

外耳犹如收音机的天线，包括耳郭和外耳道。我们的耳郭像个喇叭，这种外形有利于将声音收集到耳朵里面去。人类耳郭上的肌肉已经退化所以不能活动，很多动物的耳郭可以向各个方向转动，更有利于将声波收集进来。但是，我们也不要以为没有耳郭声音就不能进到耳朵里来，实际上声音是借空气传导的，没有耳郭也能进来，不过有耳郭声音进来会更集中一些。外耳道是一条自外耳门至鼓膜的弯曲管道。外耳道内表面覆有一层皮肤，与下方的软骨膜或骨膜紧贴，且不易移动。

中耳相当于收音机的传声装置，把声音传到内耳去的中转站。中耳包括鼓膜及由人体内最小的 3 块听小骨（锤骨、钻骨、镫骨）组成的听骨髓，还有一条通向咽部的咽鼓管。

鼓膜很薄，仅有 0.1 毫米，它将外耳和中耳分开，过强的声波可把鼓膜震破。咽鼓管长约 4 厘米，是沟通中耳与鼻咽部的管道，吞咽或打呵欠时，空气通过此管进入中耳，可保持鼓膜内外压力的均衡。例如，飞行员高空飞行时，气压降低，中耳内压力相对增高，人就感到耳痛、耳闷等，此时做吞咽动作，可缓解症状。幼儿的咽鼓管比成人短，开口较大，易使咽部的感染侵入中耳，形成中耳炎。

在耳道内，与鼓膜内表面相触的一小块骨头，叫作锤骨。锤骨通过一个关节与另一块小骨连接，这块骨头叫作砧骨。砧骨再与第三块骨头即镫骨连接。之所以叫镫骨，是因为它的样子像马镫。从镫骨进去往下，有 3 个充满液体的腔室，它们相互间由膜隔开。这些隔膜中最里面的那一块与通向大脑的神经相连。

内耳是人体感受声音的地方，包括耳蜗、前庭和 3 个半规管。耳蜗是声音感应器，有一管道与咽喉相通，这条管道叫耳咽管。内耳除了有听觉功能外，其前庭和半规管是人体位置和平衡感受器，如果此处发生病变，人就会出现眩晕或站立不稳。

那么，我们是怎样听到声音的呢？

所谓声音，实际上就是一种振动的波，被称为声波。人的耳部大约有10万个听觉神经细胞，可接受外界的各种声音，外耳将收集到的声波导入耳内，声波撞击鼓膜，引起它的振动。当声波引起鼓膜振动时，鼓膜再引起锤骨振动。振动着的锤骨的每一次振动都带动砧骨。砧骨把振动传给镫骨，镫骨又引起3个腔室内的液体振动。最里面的那个腔室内的振动，会使内耳中的听觉细胞兴奋产生神经冲动，这种冲动信号通过听神经传到大脑皮质的听觉中枢，在大脑产生听觉。所以，耳朵听见声音，是通过耳郭将声音收进来，经中耳的扩大和传导进入内耳，由内耳感受声波，经听觉神经传至大脑而感觉为声音。

耳朵这个复杂的系统工作得非常好，它能够使你听到的范围很广而且组成十分复杂的声音，比如你出席音乐会听到由交响乐团演奏出的那种声音。而且，你的听觉器官还能够觉察出非常小的声音，比如在一个房间的另一端用铅笔在纸上书写发生的那种声音。

人耳能接受到16~2 000赫兹范围内的振动波，并且用两耳听比用一只耳听要好。不信，你可以做个小实验：

用一张手帕蒙住双眼，坐在房间正当中的一张椅子上。请一个人悄悄地踱到房间内，然后击掌。你凭声音指出他在哪里。让你的助手每做一次后便悄悄地在房间里改换位置，这样做若干次，并让他记下你正确地指出他击掌时所站位置的次数，再用一只手捂住你的一只耳朵，再做上述整个实验。在做第三轮时，改捂住另一只耳朵。

如果你的听觉正常，你会发现，当你用一只耳朵听时，你正确无误地指出你的助手击掌时的位置的次数，少得可怜。从这个实验不难明白，用两只耳听能更好地辨别方向。

另外，我们的两个耳朵的灵敏度也是不一样的。前苏联生理学家曾选择10名22~25岁听力正常、耳膜正常的男子做实验，采用适宜于人的听觉的

225～4000赫兹范围内的各种音强，对每个人的听觉能力进行多次测定。这10个人都是左耳比右耳听力强。

　　还有科学家用猪做实验，寻找出右耳听不见和刚刚能听见的音波，再用同样的音波实验左耳，结果左耳波振幅比右耳听时强。左耳听觉比较强的原因何在？生理学家观察人的脑电图，从中得到了答案。脑电图告诉我们，右脑比左脑的振幅大，因为左右耳感受到声音的冲动通过听神经传到左右大脑听觉中枢之间要通过胼胝体交叉，即左耳传来的冲动通过胼胝体交叉到右脑，右耳传来的冲动传到左脑。右脑振幅大，所以左耳的听力更加灵敏。因此，当你要仔细辨认声音时，往往头向右转，左耳对着发出声音的地方，这样会听得更清楚。

　　不过，现在聋哑专家研究认为，左右耳朵听力是有差别，但不一定都是左耳比右耳强。说话、听报告，往往是右耳比左耳敏感些，自己说话，听自己的声音右耳敏感强于左耳。这是因为语言中枢在左侧。听歌曲时，如果有杂音干扰的话，左耳能听到歌曲而右耳听不清，右耳对听杂音敏感。

◉▶ 耳朵的保健和耳病的预防

　　令人难以置信的是，我们的听觉几乎从出生时起就开始走下坡路。随着年龄的增长，毛发状细胞有所退化，组织的弹性也有所降低。同时，随着人的年龄增长，人的听力范围也会随之减小。因此，保护我们的耳朵是十分重要的。

　　我们的耳内的腺体会分泌出一种物质，这就是耳垢。分泌这种物质的作用，是让鼓膜保持柔软。有时候分泌物太多，堵住耳道，也会削弱听力。遇上这种情况，不要自己掏耳朵，应当去找医生清除耳垢。为了保护我们的耳朵，可以用肥皂水去洗干净，但绝不允许用尖物去洗耳朵里面。另外，用硬物掏耳，有可能戳破鼓膜。

在鼓膜的内侧面有 3 块听小骨，靠外面的一块锤骨；中间的一块如铁匠打铁用的砧子的砧骨；最靠内方的一块如骑马所用的马镫的镫骨。

3 块听小骨以单关节骨连接方式形成 1 条听骨链，当外面微小的声音振动传播到鼓膜时，借助这条听骨链就可将它们传到内耳。处于听骨链这条通路上的砧镫关节大约只有半粒芝麻大小，虽说是人体最小的关节，却如俗话所说的那样："麻雀虽小，五脏俱全"。别看这个关节只有那么丁点儿大，可上面的关节面、关节囊、关节腔样样具备。不过想要看清楚这里面的奥秘，还得借助手术显微镜或解剖放大镜才行。

乍看起来，砧镫关节深深地躲藏在中耳腔里，还有鼓膜这扇"屏风"阻隔其与外界的相通，似乎被锁进保险箱，万无一失。

但事实上并不如此，有许多耳疾患者，最初他们只是得了急性化脓性中耳炎，由于用药不当，虽然症状消失，可炎症继续存在，长期或屡次发作后变成了慢性中耳炎。久之，完整的鼓膜就会残缺不齐，听骨链也会中断。

病变会使鼓膜及听小骨与中耳腔内壁粘连，鼓膜与砧骨或镫骨也会发生粘连，中耳黏膜发生纤维化，使听骨链粘连牢固，镫骨固定，砧镫关节由此失去它的功能，从而造成严重的听力减退。另外，人从高处坠落后，有时也可能发生听力突然下降的情况，这是由于砧镫关节脱位，砧骨和镫骨之间失去连接的结果。一旦发生这种情况，应马上到医院进行手术治疗，矫正错位关节，以便恢复听力。

还有一种影响听力的耳疾，称为耳硬化症。其发生的原因就是硬化症病灶侵蚀镫骨周围或者砧镫关节，使其僵硬，致使听骨链的功能受到影响，导致听力逐渐下降。据说音乐大师贝多芬当年可能患的就是这种耳疾，他因听力不好甚至有过轻生的念头。如果他活在现今技术发达的年代，我们可以用高分子材料给他做一个人工听骨链，代替那失灵的小关节，使他恢复听力，说不定他还会有更美好的作品问世呢。

有时我们的耳朵里会出现一些非外界的莫名其妙的嗡嗡声。这是什么声音？为什么会出现这种情况呢？

这种现象叫作耳鸣。耳鸣是人体内产生的声音通过颅骨传到内耳，再传到大脑所引起的声音感觉。正常人的耳鸣响度很低，这种耳鸣在有声音的环境中，被外界的声音所掩盖，因而不被我们所听到；而在极安静的环境下，我们自己的心脏跳动声、呼吸声、肌肉收缩声以及血液流动声就被我们听到了。因此，健康人一般不出现耳鸣。

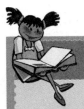

拓展阅读

耳鸣患者的饮食

偏爱甜食者容易肥胖，且患糖尿病的几率高，容易产生和糖尿病有关的耳鸣。辛辣的调味品和辣的食品容易助长内火，损伤津液，加重炎症，使耳鸣加剧。富含营养的食物，主食如大米、小米、玉米、面粉等，副食如牛肉、猪肉、鸭肉、鸡肉、牛奶等，蔬菜如白菜、菠菜、芹菜、黄瓜、茄子等则适宜耳鸣患者食用。

当人发生疾病时，就有可能会出现耳鸣。耳朵里的疾病，可导致耳鸣，如中耳炎、耳部血管畸形、耳硬化症、鼓膜内陷等，都有可能导致耳鸣的产生。另外，一些全身性的疾病，如贫血、心脏病、肾脏病及高血压或营养不良等，都有可能引起耳鸣。因而，经常耳鸣是身体发生病变的征兆。若出现经常性的耳鸣，就应该去找医生。

▶ 品尝百味的舌头

人们用"唇枪舌战""鹦鹉学舌"来比喻舌头的能说会道，用"尝遍佳看"来形容舌头是地道的美食家，用"舌为心之苗"强调中医必须对舌头察颜观色，才能号脉开方。

舌头是口腔底部向口腔内突起的器官，由平滑肌组成。起感受味觉和辅助进食作用，舌还是语言的重要器官。人类全身上下，最强韧有力的肌肉就是舌头。

舌的上面叫舌背，下面叫舌底。舌背又分为舌体和舌根两部分，舌体和舌根之间有一条人字界沟。

伸舌时一般只能看到舌体。舌体的前端称为舌尖；舌体的中部称为舌中；舌体的后部、人字形界沟之前，称为舌根；舌体两侧称为舌边。舌体的正中有一条不甚明显的纵行皱褶，称为舌正中沟。

当舌上卷时，可看到舌底。舌底正中线上有一条连于口腔底的皱襞，叫舌系带。舌系带终点两侧各有一个小圆形突起，叫舌下肉阜，皆有腺管开口，中医称其左侧的为金津，右侧的为玉液，是胃津、肾液上潮的孔道。

舌由表面的黏膜和深部的舌肌组成。舌肌由纵行、横行及垂直走行的骨骼肌纤维束交织构成。黏膜由复层扁平上皮与固有层组成。黏膜由复层扁平上皮与固有层组成。舌根部黏膜内有许多淋巴小结，构成舌扁桃体。

舌面上覆盖着一层半透明的黏膜，舌背黏膜粗糙，形成许多突起，称为舌乳头。根据形状不同，舌乳头分为丝状乳头、菌状乳头、轮廓乳头和叶状乳头4种。舌背部黏膜形成许多乳头状隆起，称舌乳头，可分为4种。

1. 丝状乳头：丝状乳头数目最多，遍布于舌背各处。乳头呈圆锥形，尖端略向咽部倾斜，浅层上皮细胞角化脱落，外观白色，称舌苔。

2. 菌状乳头：菌状乳头数目较少，多位于舌尖与舌缘部位，散在于丝状乳头之间。乳头呈蘑菇状，上皮不角化，含有味蕾。固有层中有丰富的毛细血管，使乳头外观呈红色。

3. 轮廓乳头：轮廓乳头有10余个，位于舌界沟前方。形体较大，顶端平坦，乳头周围的黏膜凹陷形成环沟，沟两侧的上皮内有较多味蕾。固有层中有较多浆液性味腺，导管开口于沟底，味腺分泌的稀薄液体不断冲洗味蕾表面的食物碎渣，以利于味蕾不断接受物质刺激。

4. 叶状乳头：叶状乳头位于舌体后方侧缘，形如叶片整齐排列，乳头间沟的两侧上皮中富有味蕾，沟底也有味腺开口。

舌头除有搅拌及协助吞咽食物和辅助发音的功能外，还具有一种特殊功能，这就是品尝识别各种不同的味道。这要感谢菌状乳头、叶状乳头、轮廓乳头的味蕾，它就是味觉的尖兵。

味蕾所接受的有酸、甜、苦、咸4种基本味觉，其他味觉都是由这4种混合而产生的。那么，人们是如何辨别酸、甜、苦、咸"四味"呢？

原来在人的舌头上分布着大约9000个味蕾，由于感受味觉的细胞分布不均匀，因此，并非所有的味道都由同一种味蕾来觉察。分布在舌缘和舌尖的味蕾负责把咸味传向大脑；位于舌尖处的味蕾觉察甜味；舌根附近的味蕾觉察苦味；而舌缘处的味蕾觉察酸味。由此可见，舌头的某些区域分布有两种味蕾，如舌缘和舌尖就是这样的区域。据测定，咸味传递最快，甜味和酸味不快不慢，而苦味停留的时间最长。

味觉是非常复杂的，有时一种味道能压住或者中和另一种味道，例如，糖的甜味便能中和柠檬汁的酸味。味觉的复杂性还在于：有一些味道其实是气味。洋葱的味道就是如此。如果你患感冒而失去嗅觉，那么你也品尝不了洋葱的美味。

舌头不仅可以让我们领略

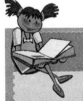

拓展阅读

味蕾的"尝味"能力

味蕾对各种味道的敏感程度不同。人的味蕾分辨苦味的本领最高，其次为酸味，再次为咸味，而甜味则是最低的。人的味蕾能觉察到稀释200倍的甜味、400倍的咸味、7.5万倍的酸味和200万倍的苦味。

食物的甘苦风味，还有调节的作用。当你喜欢吃某种东西时，吃的时间长了，你就会感到"食不甘味"，这就是说，舌头提醒你，不要再吃了。

味蕾还可以揭示疾病。如"口甜"可能有糖尿病的可能；"口苦"可能消化系统有病。

不过，不能把功劳都记在舌头上，还有大脑味觉中枢的一份功劳。当味蕾接触到进入口腔的食物时，把它感觉到的味道通过味蕾上的味觉神经报告给味觉中枢，然后下达味觉反应，这时人才会品出是何种味道来。

舌头是健康的晴雨表

到中医科看病，医生常会说"把舌头伸出来看看"，这是为什么呢？

中医认为舌与体内诸多脏器关系密切，如果患了病，可以从舌头上反映出来。一旦身体发生疾病，舌往往会出现变化，医生就可以根据舌头上的"蛛丝马迹"来诊断疾病了。所以，舌诊和脉诊一样是中医诊断疾病、用药的重要依据。

在中医诊疗室里，有经验的医生只要看一下舌头的表象，便能说出舌头的主人患了什么病，所以，舌头又被医学界称为人体脏器的一面镜子。舌诊是望诊中的重要一项，需要观察的是舌体、舌质和舌苔。

◎舌体

健康的舌头薄白而润，舌体柔弱、转动灵活自如。当舌头的身体强直、说话含糊不清，或伸舌时战战兢兢，舌头的主人可能患了脑血管病等神经系统疾病；当舌头的身体瘦小干燥、开裂，多是阴液灼伤属热症；若舌头的身体色淡白，看上去肥胖又娇嫩，边缘有像荷叶边那样的齿印，医生称齿痕，舌头的主人多见于气虚或肾阳不足的营养不良者。

◎舌　质

　　舌头的身体正常呈淡红色，而且很滋润，这是由于舌头的黏膜下层血管丰富。一旦舌头的主人患了贫血症，舌头粉红色的身体便会褪色，如果舌头的身体太红，往往提示热盛病症，如进一步变绛，提示急性感染性疾病，如高热中暑、败血症；有时舌头的身体变成蓝紫色，舌头的主人多是患了慢性肝病，这种症状还可见于冠心病、肺心病、妇女痛经、胃病等患者。

◎舌　苔

　　舌苔如同舌头的紧身睡衣，主要是由脱落角化上皮、细菌、食物渣滓、唾液及渗出的白细胞组成，是胃气上潮所生。健康的舌头"穿"着淡红湿润的睡衣，表明舌头的主人胃气旺盛、津液充足；如果舌头的睡衣变得白厚而黏腻，舌头的主人多是脾胃功能失调，患了消化不良、慢性腹泻或积食；如果舌头的睡衣呈黄色且黏腻，表示舌头的主人患了热症，如大叶性肺炎、菌血症；有时舌头的睡衣会出现少见的黑色，那么，一种情况是舌头的主人患了严重热病，如肝癌、胃癌患者在化疗后出现，还有一部分人病情并不重，而是用了大量抗生素后抑制细菌，使舌苔滋生霉菌引起的黑苔，只要停服抗菌药物，黑苔便会消失；如果舌头的睡衣光洁如镜被称为"镜面舌"，表示主人体液亏乏；有时舌头的睡衣出现斑斑驳驳的"地图舌"，多由消化系统疾病引起的。

知识小链接

热　症

　　在中医上，热症常指发热、口渴、舌红、便秘、烦躁不安、脉搏快等综合症状。导致热症的绝大多数原因是患者的胆汁分泌过量。

此外，苔的厚、薄、干、润也大有文章，"三寸不烂之舌"的舌头，虽然身体娇小，却与人体这个"大宇宙"息息相关，它既是脏腑的一面镜子，也是健康的"晴雨表"。

因此，经常运动舌头，可加强内脏各部位的功能，有助于食物的消化吸收，强身健体，延缓衰老。

舌头操的具体做法是：

1. 每天早晨洗脸后对着镜子，舌头伸出与缩进，各做 10 次，然后舌头在嘴巴外面向左右各摆动 5 次。

2. 坐在椅子上，双手十指张开，放在膝盖上，上半身稍微前倾。首先，由鼻孔吸气，接着嘴巴大大地张开，舌头伸出并且呼气，同时睁大双眼，平视前方，反复操练 3～5 次。

3. 嘴巴张开，舌头伸出并缩进，同时用右手食指、中指与无名指的指尖在左下边至咽喉处，上下搓擦 30 次。接着在舌头伸出与缩进时，用左手三指的指尖，在右下边至咽喉处，上下搓擦 30 次。

4. 对着镜子，嘴巴张开，舌头缓慢地伸出，停留 2～3 秒钟，反复操练 5 次。然后头部上仰，下巴伸展，嘴巴大大地张开，伸出舌头，停留 2～3 秒钟，反复操练 5 次。

"舌头操"是一套很好的自我保健操，有助于老人缓解高血压、脑梗塞、哮喘、预防老年痴呆等疾病。每日早、中、晚各做一次，不但可以减少口腔疾病的发生，还能延缓味蕾的衰老，同时还能起到锻炼面部肌肉的功效。

◑ 识别气味的鼻子

所有的动物中，人类鼻子的形态是独一无二的。人类有突起的鼻梁与鼻头，鼻孔朝下。通常如果鼻子高挺的动物，它的脸相对地也前突，唯有人却在扁平的脸上冒出个高凸的鼻子，所以说它是独一无二的。人生中嗅觉最灵敏的时期是 10 岁 ~ 50 岁。嗅觉的适应性特别强。

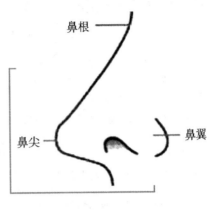

外鼻的结构

鼻包括外鼻、鼻腔和鼻旁窦 3 部分。

外鼻位于面部中央。上部狭窄，突于两眶之间，称为鼻根。向下延为隆起的鼻背，鼻背下端的最突点为鼻尖，鼻尖的两侧扩大为鼻翼。在平和呼吸时鼻翼无显著活动，当呼吸困难时，可出现明显的鼻翼扇动。外鼻下方的一对开口称鼻孔。

鼻腔被鼻中隔分成左右两个鼻腔。向前以鼻孔通外界，向后经鼻后孔通咽腔。每侧鼻腔均分为前部的鼻前庭和后部的固有鼻腔。

鼻前庭是鼻翼所围成的空腔。内面衬以皮肤，并生有粗硬的鼻毛，可滤过空气中的灰尘。由于该处缺乏皮下组织，故发生疖肿时，疼痛较为剧烈。

固有鼻腔是鼻腔的主要部分，简称鼻腔，分为壁和黏膜两个部分。

固有鼻腔的壁是鼻腔的外侧壁，可见上鼻甲、中鼻甲和下鼻甲，以及各鼻甲下方的相应的上鼻道、中鼻道和下鼻道。它的内侧壁为鼻中隔，由骨性鼻中隔和鼻中隔软骨两部分构成。

固有鼻腔的黏膜可分为嗅部和呼吸部。嗅部位于上鼻甲和上鼻甲相对的鼻中隔部分，内含嗅细胞，感受嗅觉刺激。呼吸部为嗅部以外的部分，内含丰富的血管、黏液腺及纤毛，能调节空气的温度和湿度，并能净化其中的细菌和灰尘。

人的鼻腔内铺着一层黏膜，每天都要分泌液体，而且鼻腔表面还有难以计数的纤毛在不断地活动，它们拂动灰尘和细菌，被黏膜粘住吸收。纤毛每分钟拂动250次，同时以每分钟12毫米的速度，将黏液层推向喉部吞咽掉，最后跟随粪便排出体外。这黏液层每20分钟便更换一次，于是夹杂的灰尘、废物陆续被清除，而使肺部得以顺利、安全地呼吸。

当然，事情并不这么简单，鼻不仅是呼吸的主要通道，而且还是嗅觉器官。

人体中主管嗅觉的部位是在鼻腔上方的鼻黏膜处，大约包含500万个淡黄色的细胞，依靠这些细胞我们能嗅出空气中只占几十亿分之一不到的物质。

每个嗅觉细胞向鼻黏膜伸出许多嗅毛。当气味刺激嗅毛时，可使嗅觉细胞兴奋，嗅细胞将味觉信号，通过嗅球传入中枢，产生嗅觉。

鼻旁窦由骨性鼻旁窦衬以黏膜构成，共4对，都开口于鼻腔。名称是：上颌窦、额窦、筛窦和蝶窦。筛窦又分前、中、后小房3群。分别位于其同名骨内。鼻旁窦可调节吸入空气的温度和湿度，并对发音起共鸣作用。

鼻旁窦的开口：上颌窦、额窦、筛窦的前、中小房开口于中鼻道；筛窦后小房开口于上鼻道；蝶窦开口于上鼻甲的后上方。由于鼻旁窦的黏膜与鼻腔的黏膜相延续，故鼻腔的炎症可蔓延至鼻旁窦而引起鼻旁窦炎。由于上颌窦的窦口高于窦底所以上颌窦炎症化脓时，常引起流不畅致窦内积脓。

人的鼻子能识别出上百种气味，但它变动范围很大。某些疾病如感冒、鼻炎等都能降低嗅觉的敏感度。环境因素如温度、气压对嗅觉的敏感度也有一定影响。

当然，在同一种气味的环境中待久了，就嗅不出这种气味了，因为已经适应了这种气体。

比如我们会有这样的体会，工作劳累了一周，星期天，我们去公园玩，公园里万紫千红、鸟语花香，微风吹过，那缕缕幽香总激起阵阵惊喜。

好久没去郊外了，在春光明媚的季节里，亲朋好友一块儿去野炊，那青青的田野、浓浓的乡土气息总让人陶醉不已。但不知过了几时几刻，刚来时的那种兴奋渐渐消失了，那令人动情的清香似乎也不存在了。花儿依然怒放，田野依然如故，人们的嗅觉却迟钝起来。

这是因为鼻子闻到的老是同样性质、同样强度的香味，尽管鼻嗅觉黏膜很勤快很负责，照样一次次向大脑皮质汇报情况，大脑皮质嗅觉中枢分析研究却老是同样的内容，就显得越来越没劲，不愿再搭理，终于从兴奋转入抑制而"罢工"。这也是大脑皮质为保护自己而采取的措施，因为它疲倦了，需要休息调整。

广角镜

香味营销

香味营销是一种不同于传统的视觉和听觉的新型营销方式，它将人体的嗅觉挖掘出来，通过嗅觉或使人心情舒畅，或使人兴奋开朗。再与视觉和听觉相搭配，迅速提高服务档次。香味营销20世纪末在欧美发达国家诞生，2005年前后进入高速发展期，如今这种方式越来越受到欢迎并在全球迅速推广。

人体有五大感觉：视觉、听觉、触觉、味觉和嗅觉。据统计，人们在日常生活中得到的信息90%以上来自视觉，其次是听觉、触觉和味觉，只有嗅觉常被放在无足轻重的位置上。传统的生理学甚至把人的嗅觉看成是正在逐渐退化的原始感觉。

尽管嗅觉不能占据感觉器官中的主导地位，但它却是人体最古老的感觉。许多野生动物都是依靠嗅觉生存的：它们在嗅觉引导下，寻找食物、避开危险……这种原始的感觉对人类也十分有用。比如，食品的香味可以增进人的食欲。有些特殊职业的人还能根据气味判定香料、酒水等产品的优劣。

人的嗅觉是否在退化呢？不！通过研究，科学家们开始对人类的嗅觉刮目相看，甚至对人类高灵敏度的嗅觉惊叹不已。比如，一位有经验的香料专家光凭鼻子就能分辨几千甚至上万种气味，而且能一下子说出这种气味挥发的时间有多久，其中的重要成分是什么。如今，科学家们相信，嗅觉的重要性绝对不亚于其他感觉器官。

因此，在我们的日常生活中，嗅觉的作用是不可缺少的。嗅觉不但可以帮助我们辨认各种物质，有些经过特殊训练的人的鼻子，辨别的能力非常惊人，如香水香精工业中的有些技师，可以说是闻气味的专家，他们单用鼻子就可以辨别出许多种香味，评定它们的好坏。品评茶、酒、咖啡等质量的技师，除凭借味觉以外，同时也要有非常敏锐的嗅觉，才能评定它们的优劣，分出等级。此外，嗅觉还可以增进食欲，用鼻子嗅到了食物的香味以后，就会刺激食欲。每个人大概都有过这样的体会，感冒时鼻子塞住了，吃什么好东西都觉得胃口不开，觉得不好吃。其实这些东西味道还是好的，只是因为鼻子塞住了，闻不到食物的香味，所以食欲不旺。

我们的鼻子不但是主管嗅觉的器官，而且是主管味觉的重要器官。众所周知，执掌味觉的还是舌头，但事实上，在我们大嚼大咽食物的同时，尝到滋味的是舌头，可是闻出鲜美无比的味道的，却是鼻腔内的嗅觉细胞。

鼻子的保健和护理

冬天里，户外活动的人们常常发现自己的鼻尖被冻得通红。这是因为，人身体的温度经常维持在37℃左右，外界空气温度太低时，身体的热量散发得快，就会觉得冷。如果温度低到0℃以下而不加保暖，血液就会凝固，身体的组织就会冻坏。为此，一到冬天，人们就穿上了厚厚的衣服，穿棉鞋、戴帽子，来保持体内的正常温度。但是面部器官，眼睛要看东西，耳朵要听声音，鼻子、嘴巴要呼吸说话，因此不能把它们严严实实地包裹起来，自然保温就困难了。

其次，人体各器官的热量靠血液循环传递，血液从心脏流出来时温度较高，越向外流，温度逐渐降低，鼻子处于血液流通的末端，血液流到那里温度就更低了，所以输送的热量也就少，再加上热量容易散发保暖又比较困难等原因，所以鼻尖最怕冷。在冬季外出的时候，我们要注意做好鼻子的保暖工作，比如戴上口罩等。

擤鼻涕是一种很常见的行为，但是我们要注意的是，千万不要两个鼻孔同时用力擤鼻涕。

因为人的鼻腔表面覆盖着一层红润的黏膜，它会分泌清水似的黏液，使鼻黏膜得到湿润，这就是鼻涕。平时，一个人每天流出的鼻涕大约有 1 升。然而，谁也没有感到自己每天流了这么多鼻涕。这是因为黏

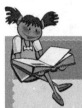

◀拓展阅读▶

鼻子的按摩保健

双手微握拳，用拇指和大鱼际（人的手掌正面拇指根部，下至掌跟，伸开手掌时明显突起的部位）处在鼻梁两侧上、下摩擦多次。手法由轻到重，但不要损伤皮肤。在早晨起身前，晚间睡觉前各按摩一次效果更好。

液一流出黏膜，里面的水分就变成了水汽，使通过鼻腔的空气变得温暖而潮湿，只有剩下的一小部分黏液变成了多余的鼻涕，被人擤出体外。

医学家认为，擤鼻涕时不宜太用力，而且要讲究方法：应该先用一个手指按住一个鼻孔，把另一个鼻腔里的鼻涕擤出来，然后调换一下，按住那个鼻孔，把这个鼻腔里的鼻涕擤出来。不然的话，很容易引起中耳炎和鼻窦炎。

这是为什么呢？现已知道，鼻腔的后部是鼻咽部，鼻咽部的两侧各有一根与中耳相通的管子——耳咽管。假如我们同时捏紧两个鼻孔擤鼻涕，就会在鼻腔和鼻咽部产生较大的压力，一部分鼻涕便可能通过耳咽管进入中耳，鼻涕中的细菌也会一起来到中耳，这就容易引起中耳炎。

此外，鼻腔周围有一些含有空气的骨质空洞，这就是副鼻窦。副鼻窦都

有开口与鼻腔相通，所以，同时捏紧两个鼻孔擤鼻涕时，也容易使一部分鼻涕以及其中的细菌进入副鼻窦，从而引起副鼻窦炎。

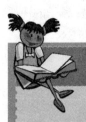

拓展阅读

流鼻血勿仰头

流鼻血后仰起头止血是很不正确的做法，这样容易导致鼻血倒流进入咽喉、胃部等器官，对这些器官造成不良刺激，严重的还会吸入气管及肺内，造成危险。正确方法是，保持正常直立或稍向前倾的姿势，压迫止血。即使有少量的凝血块堵住鼻腔也没有关系，凝血块中的凝血物质有助于血液凝固。

出鼻血是很多人都有过的经历。正常的鼻子不应该出血。鼻子容易出血可能是鼻子本身有毛病，也可能是由其他因素引起的。

从鼻子本身来说，使它常常出血的主要原因有这样几种：跌伤、碰伤会使鼻子内的小血管破裂而出血；经常喜欢用手指挖鼻子，损伤了小血管就会出鼻血；由于鼻中的血管过于丰富，这些血管又位于很浅的表面，常常会因为干燥而破裂出血。除此以外，鼻子患了某些疾病后，如鼻黏膜的急、慢性炎症，由于鼻黏膜破裂而流血。

鼻子容易出血也可能是其他疾病引起的，其中最常见的是急性传染病，如伤寒、猩红热、回归热、黑热病等，在病程中，由于身体发高热使鼻黏膜充血，很容易一碰就流血。还有，白血病及其他血液病等患者，由于血液不易凝固，也会经常出鼻血。当体内缺乏维生素时，主要是缺乏维生素C，使细胞间质的合成发生障碍，毛细血管的通透性增强、脆性加大，以致轻微的擦伤和压伤就会引起毛细血管破裂出血。

最后值得一提的是，患高血压的人，经常咳嗽、打喷嚏的人也容易出鼻血，因为咳嗽、打喷嚏时会使血压急速上升。

我们的外包装——皮肤

皮肤是人体最大的器官，主要承担着保护身体、排汗、感觉冷热和压力的功能。皮肤覆盖全身，使体内各种组织和器官免受物理性、机械性、化学性和病原微生物性的侵袭。皮肤好似一个人的天然衣服，这层天然衣服把身体严严实实地包裹住，它能抵御细菌的侵入，宛如一道天然的屏障。

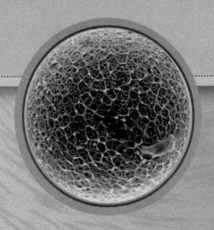

人体皮肤的组成

当观察人体时，首先看到的就是皮肤。一位成年人，覆盖他身体的皮肤的面积大致是 1.7 平方米。皮肤的厚薄并不均匀。眼睑上侧的皮肤极薄，而手掌和脚底上的皮肤则很厚。皮肤的重量约占体重的 16%，如果把皮肤全部展开，大约有 1.5 平方米的面积。

皮肤有两层。上层是表皮，是皮肤最外面的一层，平均厚度为 0.2 毫米。由死去的扁平细胞组成。随着我们的活动，这些细胞不断脱落。表皮的底部是活细胞，它们死去后便补充脱落掉的原来的死细胞。根据细胞的不同发展阶段和形态特点，由外向内可分为角质层、透明层、颗粒层、棘细胞层、基底层等。

最外面的是角质层，它由数层角化细胞组成，含有角蛋白。它能抵抗摩擦，防止体液外渗和化学物质内侵。角蛋白吸水力较强，一般含水量不低于10%，以维持皮肤的柔润，如果低于此值，皮肤则干燥，出现鳞屑或皲裂。由于部位不同，其厚度差异甚大，如眼睑、包皮、额部、腹部、肘窝等部位较薄，掌、跖部位最厚。角质层的细胞无细胞核，若有核残存，称为角化不全。

角质层的内侧是透明层，它由 2～3 层已消失的扁平透明细胞组成，含有角母蛋白。能防止水分，电解质和化学物质的透过，故又称屏障带。此层于掌、跖部

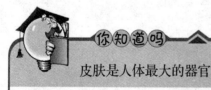

你知道吗

皮肤是人体最大的器官

皮肤是人体最大的器官，主要承担着保护身体、排汗、感觉冷热和压力的功能。皮肤总重量占体重的 5%～15%，总面积为 1.5～2.0 平方米，厚度因人或因部位而异，为 0.5 毫米～4.0 毫米。

位最明显。

透明层的内侧是颗粒层，它由 2～4 层扁平棱形细胞组成，含有大量嗜碱性透明角质颗粒。颗粒层扁平棱形细胞层数增多时，称为粒层肥厚，并常伴有角化过度；颗粒层消失，常伴有角化不全。

颗粒层的内侧是棘细胞层，它由 4～8 层多角形的棘细胞组成，由下向上渐趋扁平，细胞间借桥粒互相连接，形成所谓细胞间桥。

棘细胞的内侧是由一层排列呈栅状的圆柱细胞组成。此层细胞不断分裂（经常有 3%～5% 的细胞进行分裂），逐渐向上推移、角化、变形，形成表皮其他各层，最后角化脱落。基底细胞分裂后至脱落的时间，一般认为是 28 日，称为更替时间，其中自基底细胞分裂后到颗粒层最上层为 14 日，形成角质层到最后脱落为 14 日。基底细胞间夹杂一种黑色素细胞（又称树枝状细胞），占整个基底细胞的 4%～10%，能产生黑色素（色素颗粒），决定着皮肤颜色的深浅。

表皮下面是真皮。皮肤的这一层全由活细胞组成。真皮里有许多小血管和神经末梢。这一层还有一些卷曲的细管，它们仲进表皮并在那里开了口子。这些细管是汗腺，而这些口子就是汗孔。毛发长出皮肤，毛发的根则扎在真皮里。毛发由这里生长出来的那些口子，叫作毛囊。

真皮的下面为皮下组织，由结缔组织和脂肪组织组成，与体内其他组织相连。脂肪组织的多少，是因年龄、性别和身体的部位而有所不同，它起着保持体温、储存热量和缓冲外来冲击的作用。

皮肤内有皮脂腺、汗腺、毛发和指（趾）甲等附属器官，它们相互配合，使皮肤成为一个多功能的器官。皮脂腺位于真皮内，可分泌皮脂，是天然的护肤品，有润滑和保护皮肤、毛发的作用。汗腺位于真皮和皮下组织内，汗腺几乎分布于全身，开口于表皮表面，出汗时可带走体内多余热量，有调节体温的作用，同时汗腺是人体排泄系统的一个组成部分，汗液中会有 98% 的水和2%代谢产物，如果大量出汗，尿量就会减少。

⚡ 皮肤的功能和作用

虽然人们通常不把皮肤看成是人体的一个器官，但是从它的结构，从它为身体所做的那些事情，可以看出皮肤的确是人体的一个器官。而且皮肤还是人体最大的感觉器官，具有多种生理功能。

人体表面的皮肤把身体全部包裹住，不透气，也不透水，若不受损伤，还能抵御细菌侵入，宛如一道天然屏障，保护着体内组织和器官免受外界各种刺激和损害。皮肤含有胶原纤维、弹力纤维和皮下脂肪，坚韧而富有弹性，柔软而具有张力，使皮肤能经受摩擦、牵拉、挤压、冲撞或震荡的考验。皮肤细胞排列致密、紧紧相连，皮肤表面覆盖着薄薄的脂层，皮肤呈弱酸性，这些都有效地阻止细菌、病毒从体表侵入体内，还抵御着化学物质的侵蚀。皮肤能防水，防止体内水分散发，使人能生活在较干燥的环境中，同时也不让外界水分进入体内，使人能在江河湖海中游泳。

基本小知识

胶原纤维

胶原纤维因在三种纤维中数量最多，新鲜时呈白色，有光泽，故又名白纤维。它主要含有胶原蛋白，广泛分布于各脏器内。

皮肤的色素有屏蔽作用，能防止受到太阳光中某些射线的伤害。皮肤的表皮中有黑色素细胞，它们能产生黑色素，黑色素细胞和黑色素颗粒有吸收紫外线的能力。当含有紫外线的阳光晒到我们的皮肤时，黑色素能有效地减轻紫外线对人体的伤害。

　　皮肤和眼、耳、鼻、舌一样，也是人体的感觉器官，可感受触、压、冷、热和痛等各种感觉，是人类认识世界，适应环境和保护身体安全的重要装置。

　　这种触觉反应，使人体正确了解它四周的环境。找东西时，触觉感受器会告诉你是否碰到东西；气温变化时，温度感受器会告诉你是冷是暖。皮肤中的多种感受器和神经末梢把不同的信息通过神经传入大脑，大脑综合分析后会产生冷热、痛痒、软硬、粗细等多种微妙的复合感觉。人体缺乏这种感觉，就难以规避外界对机体的损伤。

　　人的皮肤上分布着各式各样的感受器，它们能感受触觉、压觉、温觉、痛觉等。这些感觉被称为体性感觉。尤其是手掌上的这些体性感觉的感受器，分布密度非常高。人的手掌上约有17000根同这些体性感觉的感受器相关的脊神经，而且它们又分别附有4～17个感受器。人的嘴唇和手掌上的感受器的密度非常高，能感觉到极其微妙的感觉。

知识小链接

感受器

　　感受器是动物体表、体腔或组织内能接受内、外环境刺激，并将之转换成神经过程的结构。按感受器在身体上分布的部位可区分为内感受器、外感受器、本体感受器。外感受器包括：光感受器、听感受器、味感受器、嗅感受器等。内感受器包括：心血管壁的机械和化学感受器，胃肠道、输尿管、膀胱和肠系膜根部的各类感受器。本体感受器分布于骨骼肌肌腹、肌腱、关节囊、韧带等处，接受机体运动和平衡时产生的刺激。

　　来自皮肤上的感受器的信息，主要是通过脊髓再传到大脑皮质上的感觉区，人便有了各种感觉。感觉区的神经元中，有的仅在主动活动手时才发生反应。比如，有的在触摸到带角的东西时发生反应；有的在触摸到圆形的东西时发生反应；有的在触摸到表面光滑的东西时发生反应；有的则仅在伸出手要掐、摘东西时才发生反应……

并非所有的感受都由同一种神经末梢来觉察。在皮肤里，有 1.6 万个神经末梢来感受冷和热，有 400 多万个神经末梢感受疼痛，另外还有许多神经末梢接受触感。身体表面的毛发，也在一定程度上能加强触觉。如果剃掉一块皮肤的毛发，那一部分的触觉便会暂时降低。

即使是同样的刺激，大脑神经元的反应也会因是否对其关心而完全不同。有的神经元对感兴趣才去触摸的刺激，反应良好，而对不感兴趣的触摸刺激，反应很坏；有的神经元仅对感兴趣所做的触摸刺激发生强烈的反应……

闭上双眼，让一个人用一支铅笔的笔尖轻轻戳你的手掌。接着，再让他用两支铅笔，笔尖相距 5~6 毫米，同时戳你的手掌。请他反复这样做，但要无规律地或者用一支铅笔，或者用两支铅笔。这时，你要猜出他每一次究竟是用一个笔尖还是两个笔尖在戳你的手掌。在这种情况下，你多半会猜得很准。

但是，如果你用自己上背靠近脊柱的那块皮肤来做这个实验，你恐怕就很难判断出你的助手每次是用一个笔尖还是两个笔尖在戳你的皮肤。这个实验表明，各处皮肤的触觉是不一样的。

人体内的组织细胞在维持基本的生命活动和新陈代谢过程中，将摄入的营养物质进行氧化，分解并产生能量，这些能量大部分（约 $\frac{2}{3}$）是以热能形式释放以维持体温，小部分（约 $\frac{1}{3}$）以化学能的形式供给物质的合成，这就是产热过程。肌肉和肝脏是主要的产热器官，安静时肌肉产热量约占 30%，肝脏约占

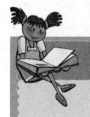

拓展阅读

汗 腺

汗腺是皮肤的附属器官，位于皮下组织的真皮网状层。除少数部位外，分布全身，其中以掌、跖、腋窝、腹股沟等处分布较多。汗腺的功能是分泌汗液，调节体温。

12%，剧烈运动时，肌肉产热量可达90%。

　　人体的散热主要是通过皮肤进行的，约占散热量的82%，其次是呼吸道，约占13%。皮肤的散热方式有辐射、传导、对流和蒸发4种。体温与外界温差越大，辐射散热越多，所以是主要散热方式。

　　皮肤又是人体的恒温装置。有许多动物的体温会随环境温度的变化而改变，但人的体温却保持着相对的恒定，这是人体通过产热和散热之间保持动态平衡而产生的结果。人体产热和散热机能活动，外受环境温度和体内血液温度的变化而变化，内受机体的神经和体液的调节。

　　体温过高时，皮下血管扩张，皮肤温度增高、排汗增加，以散发热量。天气寒冷时，皮肤血管收缩、排汗减少，以维持体温相对稳定。

　　当人在暑热环境时，皮肤的热感受器受到刺激，传到中枢——恒温中枢，并通过其他体温调节中枢的活动引起皮肤血管扩张而散热，同时通过神经调节促使汗腺分泌汗液，通过汗的蒸发进行散热，不使其体温随外界温度的升高而升高。如果人在寒冷处，则冷的刺激作用传到恒温中枢，再通过其他体温调节中枢的作用使皮肤血管收缩，减少皮肤的散热。同时，通过寒冷发生的颤抖，增加热的产生。另外还通过神经——体液的调节作用，提高内脏和肌肉的代谢率，以增加产热量，从而维持体温的相对恒定。

　　体温的相对恒定，取决于产热和散热过程的动态平衡，这种平衡是由位于下丘脑的体温调节中枢的调节来完成的。下丘脑的前部为散热中枢，后部为产热中枢，它接受皮肤温度感受器传来的信号后对体温进行调节。但它的调节能力是有限的，例如在高温环境中，体内产生的热量若不能及时散发就会使体温过高，引起中暑，所以天冷应保温，天热要防暑。

　　人的体温因不受环境温度的影响而保持相对的恒定，这对生命活动的正常进行十分重要。人的正常体温平均约37℃，体温过高称为发热，测量体温是诊断某些疾病的重要依据之一。

热天，我们在室外玩耍时常会大汗淋漓，有时汗水会滴入我们的嘴里，这时我们会尝到：汗是咸的。汗是水，为什么会带咸味呢？

人体学家们拿汗水做了蒸发实验，发现汗水蒸发后变成了盐！原来，汗水中含有1%的盐，99%的水。怪不得汗水是咸的呢。

也正因为汗水含有盐分，所以，当我们大量出汗后，就会在衣服上留下印迹，就是我们平常称为汗斑的东西。由于汗水中含有大量水分，因而出汗会造成人体水分的减少。当人失去2%的水分时，就会感到口渴；当人失去5%的水分时，就会觉得渴得难受；而当人失水达到15%时，就会有死亡的可能。所以，当人体大量流汗后，一定要及时补充水分。

我们常看到运动员在场外休息时喝水，就是这个道理。由于汗中含有盐，因而大家在补充水分的同时还要注意补充盐。可饮用一些淡盐水或汽水；也可喝些含葡萄糖、维生素和矿物质的饮料。而且最好能缓缓地喝，一次不要喝太多，歇一会儿再喝。

皮肤通过皮脂腺和汗腺分别排泄皮脂和汗液。皮脂能防止皮肤干裂，润泽毛发。排汗除了能散热降温外，还能排泄废物。皮肤还有吸收功能，人们常把外用药抹在皮肤上，就是根据这个道理。此外，皮肤具有很强的修复能力，如身体某个部位破损后，皮肤会很快愈合，以免体内受到伤害。

知识小链接

皮脂腺

皮脂腺位于真皮内，靠近毛囊。除掌、跖外，分布全身，以头皮、面部、胸部、肩胛间和阴阜等处较多。皮脂腺可以分泌皮脂，润滑皮肤和毛发，防止皮肤干燥，青春期以后分泌旺盛。

皮肤表面是致密的角质层。干燥的角质层有较高的抵抗电流的能力，能保护人体不受电的损伤。但如果皮肤潮湿，则对电流的抵抗力明显下降，这时就易导电。因而潮湿的手不要去触摸电器。

另外，皮脂和汗水具有杀菌的作用。真皮有弹性和张力，能抵抗外力的冲击。脂肪具有保暖的作用，还能减轻外力的伤害。

其实，皮肤的功能还远不止上述这些，因而，皮肤不仅面积大、重量重，而且还具有其他器官所不能比拟的多样化的功能。皮肤被列为人体最大的器官，是当之无愧的。

◑➤ 触觉对人的心理影响

大家都知道，用手充满爱意地轻轻抚摸人的身体，可产生各种神奇的作用。比如，它可缓和疼痛、传达好感和亲近感……其中有一个作用就是它可以缓和人的精神压力。

特别是婴幼儿时期，手的抚摸所产生的抗精神压力作用，对孩子以后的成长具有非常重大的意义。用猴子和老鼠做的实验证明动物在幼儿期，如果得不到母亲或抚养者的充分爱抚（手的抚摸和拥抱等），就会发育迟缓、性格异常、不能适应正常的社会生活。

美国的一位学者把刚出生的小猴从母亲身边抱走，然后给它一个用金属丝作的母猴模型和一个用柔软的厚布作的母猴模型。结果，小猴只喜欢那个手感好的布制模型。如果只给小猴金属丝作的母猴模型，那么不是小猴夭折，就是即使长大了，也由于害怕同其他猴子接触，而无法正常生活。

另一位心理学家通过老鼠做的实验发现，如果使小老鼠离开母亲，小老鼠的肾上腺皮质激素的分泌增多（当精神压力大时才会增多），而且成长激素的分泌减少，即使没有营养不良的症状，发育也会明显地晚于正常的老鼠。

知识小链接

肾上腺皮质激素

肾上腺皮质激素在各种脊椎动物中普遍存在，是由肾上腺产生的一组类固醇激素，主要包括糖皮质素和盐皮质素，以及少量的性激素。肾上腺皮质激素的主要功能是调节动物体内的水盐代谢和糖代谢。

但是，如果把小老鼠从母老鼠身边抱开后，经常用毛刷给它刷刷毛，肾上腺皮质激素的分泌竟会减少，而成长激素的分泌却会增多。另外，在其他实验中也发现，如果用毛刷给老鼠刷毛，它的大脑的血流量就会增多。

观察狗和猫等动物，就会发现它们一生下小狗（猫）崽儿，只要有空儿，就会用舌头舔小崽儿的毛，给小崽儿触摸刺激。这种行为对缓和小崽儿的精神压力，使其正常发育是不可缺少的。

对动物来说，在视觉和听觉功能尚未发育完全的阶段，触摸刺激是它们识别对象物是否危险的重要感觉。在婴儿时期，如果能经常得到母亲的抚摸、拥抱，就会增强婴儿大脑中相对应的神经细胞发育，使其感情变得丰富。

不仅如此，视觉、记忆也会影响触觉。有一项有趣的研究有助于我们了解触觉的复杂机构。

日本的一位研究人员做了一个虚拟现实的实验。这个实验试图使人能感到在实际触摸、拿起、移动一个在计算机内（计算机的画面）制成的虚拟的三维空间中的物体。这项研究虽然目前尚处于初步阶段，但已确实能使人感到画面上的物体的存在。

在计算机的画面前，有一个四角形的架子构成了虚拟作业的空间。简单地说，这个装置是通过拉动同大拇指和食指相连的线来移动画面上的物体。但是，令人不可思议的是，如果一边看着计算机画面上的虚拟的物体，一边连续活动手指，就会真的感到是在抓住或拿起一个物体。里边有2个戒指似的东西用从 4 个方向拉出的 4 条线连着。实验时，把大拇指和食指放到"戒指"中，再抓或移动画面上的物体。

通过这个实验使我们明白了触摸物体的感觉，如果同视觉、记忆等结合起来，成为综合性的信息，就会形成更加鲜明、实在的感觉。就是说，即使是同样的触觉，也会有或产生快感，或产生不快的差别。视觉的信息和记忆对此的影响很大。

比如，即使是同样的触摸，触摸者的感觉也会因触摸到的人和处境的不同而截然不同。这一点恐怕大家都有亲身感受。一般，如果被自己喜欢的人触摸，会有一种温暖、安心或愉快的感觉；而如果被自己厌恶的人触摸，则会有不快的感觉。

为什么同样是触摸，竟会有这么大的差别呢？

喜欢、厌恶等人的情感同位于大脑边缘的膝状体有关。膝状体还同人的记忆有关。人的五感（视觉、听觉、嗅觉、味觉、触觉）都会到达这里。在这里，根据过去的经验和记忆对受到的刺激加以分类，判断其是令人愉快的，还是不快的。其结果是由视丘下部，引起行动和白主神经系的活动变化。

从心理学的角度看，一般人与人之间的关系会因双方的空间距离发生变化。因此，如果能接触到对方的身体，那就是说同对方的空间距离是零，便失去了界线。当然，这比有一定空间距离的关系更容易产生亲密感，更容易产生信赖。

肌肤与肌肤的相互接触所产生的触觉，对人的心理和感情有着巨大的影响。

▶ 神奇的指纹和指甲

指纹就是表皮上突起的纹线，由不同长短、形状、粗细、结构的纹线组成。在皮肤发育过程中，虽然表皮、真皮，以及基质层都在共同成长，但柔软的皮下组织长得比相对坚硬的表皮快，因此会对表皮产生源源不断的上顶压力，迫使长得较慢的表皮向内层组织收缩塌陷，逐渐变弯打皱，以减轻皮下组织施加给它的压力。如此一来，一方面使劲向上攻，一方面被迫往下撤，导致表皮长得弯弯曲曲，坑洼不平，形成纹路。这种变弯打皱的过程随着内层组织产生的上层压力的变化而波动起伏，形成凹凸不平的脊纹或皱褶，直到发育过程中止，最终定型为至死不变的指纹。

指纹分好几种类型：有同心圆或螺旋纹线，看上去像水中漩涡的，叫斗形纹；有的纹线是一边开口的，就像簸箕似的，叫箕形纹；有的纹形像弓一样，叫弓线纹。各人的指纹除形状不同之外，纹形的多少、长短也不同。

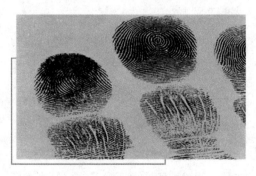

各种指纹类型

指纹以斗形纹最多，约占51%；箕形纹约占47%；弓形纹仅占2%。不论是斗形纹、箕形纹或是弓形纹，都是每个人遗传上的原因。

世界上的人竟然没有一个人的指纹与别人相同，这是一件令人感到奇妙而琢磨不透的现象。

人类经过几千年来的传宗接代，可是手纹征象却没有完全传下来，即使孪生兄弟指纹也不一样。按统计学家的几率来看，60亿人没有两个相同的指纹，真是不可思议。

正因为如此，就把指纹看作是法律的"凭证"。比如，房契约、地契约、租借款，甚至遗嘱为了严肃起见要加按手印。

手印还有很多社会作用。例如查对指纹，是重要的破案方法。我国早在两千年前，就以"手迹六处"侦查案件。

现在世界上很多国家，建立了各样的指纹库，有"指纹银行"，就是储蓄者要把自己的指纹留下来，作为取款时的凭证，还有档案指纹库。

美国联邦调查局的指纹库就保存有 1.7 亿个手印。为了保护儿童的安全，还设有儿童指纹档案。

有的国家重要部门设计了"指纹门"，如果与门上的指纹信号不同，就无法打开门。

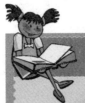

拓展阅读

指纹的信息传递作用

指纹由皮肤上许多小颗粒排列组成，这些小颗粒感觉非常敏锐，只要用手触摸物体，就会立即把感觉到的冷、热、软、硬等各种"情报"通报给大脑这个"司令部"，然后，大脑根据这些"情报"，发号施令，指挥动作。

印章也好，签名也好，都可以复制，唯有指纹无法复制。可见，指纹的"凭证"是最可靠的。

胎儿在母体内 3 个多月时，就开始出现了指纹，到了 6 个月左右指纹就形成了。指纹是由遗传基因决定的，而且指纹一旦形成，就成为某个人终生不变的一种标志。曾经有人为了某种特殊的原因，想方设法地改变自己的指纹。他们有的用火烫，有的用刀割，甚至还用化学药品腐蚀手指表面，可是等伤痊愈后，指纹依然不变。

随着现代医学的发展，科学家从指纹、掌纹和足底纹等探索研究来诊断疾病。指纹是由遗传物质染色体决定的，因此，如果染色体出现了毛病，后代就会得某种遗传疾病。例如有一种先天性痴愚病，这种病人的指纹便不同寻常。从指纹看出遗传规律和某些疾病的迹象，是有一定科学道理的。

自从电子计算机诞生以后，指纹的研究又有了新的发展，它的应用范围也越来越广泛。现在科学家已研制出了一种"指纹钥匙"。这种钥匙就是人的

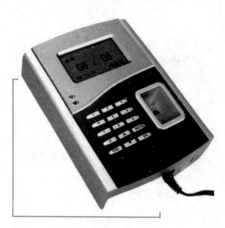

指纹考勤机

指纹，当人在开门时，只要用手指按一下设在门上的计算机，计算机接收到指纹信号，就能迅速而准确地识别出要开门的人是不是主人，如果是的话，门马上就自动打开了。

目前很多商家也都利用指纹独一无二的特性，研制出一些高科技的设备，来体现指纹给生活带来的方便和安全，比如：指纹锁，指纹门禁，指纹考勤机，指纹采集仪，指纹保险柜以及网络指纹登陆技术等，据调查国内很多高档智能小区都装有指纹锁，指纹门禁，最早的指纹设备是指纹考勤机，公司人事管理者为了杜绝代打卡，纷纷采用指纹考勤机。同时我国首家网络指纹登陆技术提供商已推出测试版，有望解决网络账号安全性问题。

在手指上，与指纹相对的另一面就是指甲。指甲是由一种名叫角蛋白的脆弱的纤维物质构成的。主要包括以下几个部分：

甲基位于指甲根部，其作用是产生组成指甲的角蛋白细胞。甲基含有毛细血管，淋巴管和神经，因此极为敏感。甲基是指甲生长的源泉，甲基受损就意味着指甲停止生长或畸形生长。

甲根位于皮肤下面，较为薄软。其作用是将新产生的指甲细胞，推动老细胞向外生长，促进指甲的更新。

后甲郭是指甲深入皮肤的边缘地带。

甲下皮是覆盖甲根上的一层皮肤，它也覆盖着后甲郭。

甲床位于指甲的下面，含有大量的毛细血管和神经。由于含有毛细血管，所以甲床呈粉红色。

甲半月位于甲根与甲床的连接处，呈白色，半月形。需要注意的是，甲板并不是坚固地附着在甲根上，只是通过甲半月与之相连。甲板位于指皮与指甲前缘之间，附着在甲床上。

甲盖由几层坚硬的角蛋白细胞组成，本身不含有神经和毛细血管。清洁指甲缘下的污垢时不可太深入，以免伤及甲床或使甲板从甲床上松动，甚至脱落。

指甲前缘是指甲顶部延伸出甲床的部分，指甲前缘下的薄层皮肤叫指芯。打磨指甲时应注意从两边向中间打磨，切勿从中间向两边来回打磨，否则有可能使指甲破裂。

甲沟是指沿指甲周围的皮肤凹陷之处。

指墙则是甲沟处的皮肤。脚趾甲的结构大致与手指甲相同。

指甲生长和健康状况取决于身体的健康状况、血液循环情况和体内矿物质含量。想让指甲长得坚固且健康，你需要摄入足量的维生素 C 和锌。

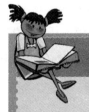

拓展阅读

指甲形状与健康

百合形：指甲比较长，中间明显突起，四周内曲，形状犹如百合片。拥有此形状指甲的人消化系统方面经常容易出问题。扇形：指甲下窄上宽，指端成弧形。拥有扇形指甲的人，在成年或者老年时比较容易患十二指肠溃疡、胆囊炎甚至肝病等。圆形：呈圆形的指甲，拥有这个形状指甲的人最易发生溃疡出血、胰腺炎等病。碗形：呈扁圆，其形似碗。拥有这类指甲的人需注意呼吸道、消化道慢性疾病。

指甲应该修剪成平头比较适宜，但不要剪得太深，若剪得太深的话，指甲既起不到保护指尖的作用，又容易在指甲内积累污垢。

皮肤上的不速之客

我们都希望自己拥有光滑、细嫩、白皙的皮肤，然而我们的皮肤上总是会出现一些不速之客。我们该怎样"对待"他们呢？

很多人都生过痱子，不光是小孩会长，大人有时也会长。在夏季温度高、湿度大的环境里，皮肤汗腺分泌的汗液不能及时蒸发，较长时间地浸渍皮肤，使汗孔堵塞，甚至汗管胀破，皮肤上就会出现密密麻麻针尖大小的红疙瘩，这就是痱子。痱子好发于头面、颈部、肘窝、躯干及大腿内侧。当天气凉爽时，痱子便会自行消退。

长了痱子痒得难受，可以自己采取一些办法进行治疗。局部用温水擦洗干净后，扑上一层薄薄的痱子粉，也可用薄荷炉甘石洗剂外擦，以达到止痒、吸汗的作用。也可以按 1∶5 的比例把十滴水掺进冷开水里，用棉花球蘸着涂抹痱子，每天三五次，两三天后痱子就会消退。

长痱子后不会留下任何疤痕，但痒起来非常难受，所以要做好预防工作。痱子主要是皮肤上的汗液等散发不出去，堵塞毛孔引起的，所以夏天要勤擦身，多洗澡，出汗后用温水及时擦去汗液。洗完澡后，在身上擦些痱子粉。要穿透气性好的衣服，不要穿容易捂汗的衣服。生了痱子后，不能用热水烫洗，不要用肥皂擦洗，也不要抹膏药及油剂。

有些人到了十七八岁的时候，面孔上往往会长出一粒粒的小疙瘩来。它们常常此起彼落，使年轻人感到十分苦恼。这些小疙瘩，医学上叫作"痤疮"，一般也叫"粉刺"。这种小疙瘩在 30 岁以后才逐渐停止发生，所以也叫"青春痘"。

在青春发育期，皮脂分泌量大大增多。青年人每天早晨起来面孔总是油亮亮的，用毛巾一揩就会发现油腻的痕迹，这就是皮脂腺分泌的皮脂。

皮脂腺开口在毛囊，皮脂就是从毛囊上的毛孔里排出的。有时皮脂分泌过多，加上毛孔受到外来的各种刺激和内分泌素的影响产生角化，使皮脂聚积在毛囊内，于是就在面部形成一个个小疙瘩。毛囊口由于氧化关系而形成小黑点，同时还由于皮脂不能畅快地排出，

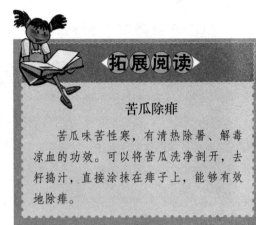

拓展阅读

苦瓜除痱

苦瓜味苦性寒，有清热除暑、解毒凉血的功效。可以将苦瓜洗净剖开，去籽捣汁，直接涂抹在痱子上，能够有效地除痱。

侵入的细菌就在毛孔内繁殖，引起发炎和化脓，这样小疙瘩变成了大疙瘩，最后可能形成疤痕而显得很难看。

此外，消化不良、便秘、多吃油腻食物、精神过度紧张等都可以使痤疮加重。平时注意饮食卫生，生活有规律，保持皮肤清洁，少吃含脂肪食物，经常参加体育锻炼，就能防止痤疮的发生。另外，每天用热水洗脸3次，能帮助皮脂的顺利排出，也有利于痤疮的预防。

雀斑属于色素增多性皮肤病中的常见病。雀斑多见于女性，常自5岁左右开始，随年龄增长而逐渐加多，至青春期时达到高峰，到老年又逐渐减轻。雀斑多发于面部特别是鼻梁部及眼眶下，严重者可累及颈部、手背及前臂甚至胸、背。雀斑在夏季加重，冬季减轻及消失。

雀斑是一种常见的染色体显性遗传病，换言之，雀斑具有明显的家族集聚性。我们知道，决定皮肤颜色的色素主要是黑素。黑素产生于皮肤基底层的黑素细胞内，生成后通过黑素细胞的树枝状分支而被输入到邻近的表皮细胞中去。黑素的代谢，受交感神经、丘脑、脑垂体的支配和内分泌如性腺、肾上腺、甲状腺等的影响。由于遗传基因的影响，某些人面部的黑素细胞比

较活跃，当呈点状增深时，便有雀斑的表现。雀斑的发病与日晒也有关系，日晒是皮肤变黑的重要外部条件。对于有雀斑基因的人来说，日光中的紫外线可以使部分黑色细胞变得更为活跃。

> ### 知识小链接
>
> ### 显性遗传病
>
> 　　显性遗传是指父亲和（或）母亲携带某种基因且发病而产生临床表现，其基因遗传给下一代也使其发病。如软骨发育不全、缺指、并指症、成骨发育不全等均属显性遗传病。

　　雀斑一般没有任何不适，只在大量出现时可能有碍美容。现在医院中有一些治疗方法，可以前往就诊，切忌自行涂药。

　　这里要说明的是，雀斑和痣是有区别的。

　　痣是一种先天性的皮肤新生物，可以发生于任何年龄。它的特点是进展很慢，而且不会产生什么异样的感觉。

　　痣是指常见的呈褐色、黑色的"色痣"和鲜红、紫红或暗红色的"血管痣"以及青色的青痣等。

　　色痣几乎每个人身上都有，不过，在发育期间的青年人身上最多见。这是一种最常见的皮肤病，由于色素限界性沉着造成，也可能伴有结缔组织的增生。色痣有褐色、黑色两种，大小也不等，小的如针尖，大的如蚕豆。除了颜色与大小的差别外，色痣在其他方面也有许多不同，例如光滑、扁平、无毛的斑痣；柔软、光滑、高出皮面、有毛的毛痣；大而柔软、伴有臭气的乳头样痣。

　　一般来说，除了经常受刺激的色痣以外，几乎不会发生恶性变化。尤其是柔软和有毛的色痣。既然色痣不痛不痒没任何感觉，无良性变成恶性的机会，一般也就没有必要去治疗它。

血管痣，是一种常见痣。看它的名字就可知道一定和血管有关系。的确如此，血管痣是由于真皮或皮下血管组织增生过度形成的。血管痣常在出生时就有，或者在出生后不久发生。它多半发生在面部或头部，颜色鲜红、紫红或暗红，小的很小，大的可占据头面大部分。血管痣也有好几种：大

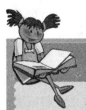

拓展阅读

刺激色痣易促其恶变

应尽量避免刺激色痣，如手抓、摩擦，这样会刺激痣细胞，易于恶化。若是反复使用激光、电烙、冷冻等物理方法去除色素痣，不但没有彻底消除痣细胞，反而易于使痣细胞变性增生，进而恶化。

小形状不一、表面平滑的扁平血管痣，呈圆形或不规则形、高出皮面、柔软如海绵的海绵血管痣，中央有一针头大小的红点，红点四周有微细血管向外伸，形状像蜘蛛的蜘蛛形血管痣等。血管痣虽然名称有点怕人，实际上对人体没什么危害，所以，一般用不着为它担心，除非它有溃烂的倾向，或发生于易受刺激或伤害的部位而有出血的可能，再或者由于美容的考虑，否则一概不必治疗。

▶ 头发是皮肤的重要附属物

头发除了使人增加美感之外，主要是保护头部。夏天可以防烈日，冬天可以御寒冷。细软蓬松的头发具有弹性，可以抵挡较轻的碰撞，还可以帮助头部汗液的蒸发。一般人的头发约有 10 万根。在所有毛发中，头发的长度最长，尤其是女子留长发者，有的可长到 90 ~ 100 厘米，甚至 150 厘米。

头发从下向上可分为毛乳头、毛囊、毛根和毛干 4 个部分。头发的生理

特征和机能主要取决于头皮表皮以下的毛乳头、毛囊和皮脂腺等。

毛囊为毛根在真皮层内的部分，由内毛根鞘、外毛根鞘和毛球组成，内毛根鞘在毛发生长期后期是与头发直接相邻的鞘层。内毛根鞘是硬直的、厚壁角蛋白化的管，它决定毛发生长时截面的形状。内毛鞘下部有：鞘、内毛根鞘表层等。在毛发角蛋白化以前，内毛根鞘与毛发一起生长，其来源均为毛囊底层繁殖的细胞。在接近表皮处，内毛根鞘与表皮和毛囊脱开。

毛乳头是毛囊的最下端，连有毛细血管和神经末梢。在毛囊底部，表皮细胞不断被分裂和分化。这些表皮细胞分化的途径不同，形成毛发不同的组分（如皮质，表皮和髓质等），最外层细胞形成内毛根鞘。在这个阶段中，细胞是软的和未角质化的。

皮脂腺的功能是分泌皮脂，皮脂经皮脂管挤出，当头发通过皮脂管时，带走由皮脂管挤出的皮脂。皮脂为毛发提供天然的保护作用，赋予头发光泽和防水性能。

立毛肌是与表皮相连的很小的肌肉器官，它取决于外界生理学的环境，立毛肌能舒展或收缩。当受温度下降或肾上腺激素的作用时，可把毛囊拉至较高的位置，使毛发竖起。

人的头发中含有许多成分，包括角质蛋白、脂肪和少量的水，以及10多种微量元素。通过电影、电视及各种画报，我们了解到，欧洲人的长相与亚洲人不一样，他们的头发颜色也和我们不同。原来，不同的人种有不同的肤色、肤质。也有不同的长相和不同的发质，当然，头发的颜色也不同了。

亚洲人大都是黑头发。这是因为我们的头发里含有铜和铁，并且这两种物质的含量相等。因而，亚洲人的头发呈自然的黑色。而绝大多数欧洲人的头发呈金色，是因为他们的头发中含有较多的钛，因而头发为金黄色。我们常用"金发碧眼"来形容美丽的欧洲女性。而生活在美洲的印第安人的头发则是红色的。这是因为他们的头发中含有较多的钼，因而头发为红褐色；如果头发中含的铜、铁和钴比较多，则头发就会是红棕色。黑色人种的头发也是黑色的，不过他们的头发大都天生卷曲，与亚洲人也有区别。

头发被称作"生物记录丝"和"人体密码"，已成为公安、环保、预防医学、临床医学的重要检测样本。

有关通过头发测定探讨死因和环境污染源线索的事例常有报道。例如英国格拉斯哥大学对死于 100 多年前的拿破仑遗留的头发进行分析，发现其中含有超常量的砷，认为拿破仑死于砒霜中毒，而不是《美国百科全书》记载的死于胃癌；印度妇女喜用含铅的红颜料在额上点红印记，并通过母体吸收影响到胎儿，测试发现新生儿头发中的铅高于正常人。

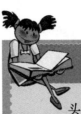

拓展阅读

头发中的四种重要微量元素

（1）锌。锌对头发十分重要，如果锌缺乏，会出现大量头屑，而严重缺锌使头发生长速度减慢，可形成白发或头发生长不良。

（2）钙。钙对毛发的健康极为重要。灰白发一般是由于钙含量偏低。

（3）铁。缺铁轻则使毛发生长受阻，重则引发斑秃及大面积脱发。

（4）铜。缺铜可使毛发枯燥变黄。

化验头发中的微量、常量元素结合血型检验等，能为刑事技术分析提供有力证据。很多与微量元素有关的疾病，也能在头发中找到蛛丝马迹。中医理论也认为头发与血和肾有关，称"发为血之余""肾者，其华在发"，头发枯黄反映体弱、营养差，已成为中医望诊的直观指标。通过化验头发微量元素能对疾病诊断、病因探讨、病程发展等提供很多有用信息。由于头发检测的技术性很强，外界干扰变异因素多，国内外对头发微量元素检测价值的争议，在 20 世纪 80 年代中期达到高峰。随着检测仪器灵敏度、准确度的提高，微量元素应用基础研究的深入，已有了一系列为世界公认的可靠的头发检测方法及采样对比细则，使毛发分析在临床医学方面的应用得以迅速发展。进入 20 世纪 90 年代，头发检测价值已逐步被人们所接受。美国和中国科学家都研究发现克山病和癌症患者，头发和血清中硒含量明显低于健康人。我国的专家在研究中还发现，被称为重要生命微量元素的锌与人体 80 种以上酶的活性有关，儿童严重缺锌就会出现厌食、生长发育不良、智力低下等症状。

通过头发和血清微量元素的原子吸收光谱分析检测，了解人体微量元素的营养状况，纠正不良饮食习惯，指导微量元素药物、保健品的应用，对人类的健康有不可忽视的作用。

头发的生长与身体的健康状况、年龄以及气候有关，身体好，头发长得快，长得多。一个健康的人，头发总是丰满的、乌黑的。不健康的人头发比较稀少，甚至成片地脱落，而且颜色发黄，没有光泽。年纪轻的人头发长得快些，年纪大的人，长得慢些。夏天，整个人体的新陈代谢速度加快，所以头发也长得快些，冬天就慢些。

我们每天梳头的时候，在梳子上常常见到脱落的头发。这些头发有长有短，如果见到长发多于短发，这是一种正常情况；如果发现短发多于长发可能就有问题了。

因为每一根头发存在都有一定的时间，通常每隔 2 ~ 6 年要更换一次。长发是正常更换下来的头发，脱落以后，在原处可以重新长出新发来。短发是不到更换时期就脱落下来的头发，这可能是头发底下的毛乳头受到了暂时的不利影响。如能除去这些不利的因素，很快就能恢复正常。正

你知道吗

世界上最长的头发

在正常情况下，头发每日生长约 0.3 毫米，3 天长 1 毫米左右。一年大概是 13.8 厘米。假如连续 50 年不理发的话，可长至 6 米以上。据说，印度有一个人的头发竟长至 7.9 米，是世界上头发最长的人。

常的脱发，是毛根逐渐产生角质化，向下发展至毛乳头处，由于头发和毛乳头嵌入皮肉之中，则容易引起发炎。

头皮屑过多虽不是大毛病，但令人烦恼。好好的头发间，留下无数的皮屑，很不雅观。头皮屑过多的病因，目前认为主要是卵圆形糠秕孢子菌在作祟。这是人体的正常菌群之一，寄生于人体的表皮。在某些因素作用下，糠秕孢子菌由腐生性酵母型转化为致病性菌丝型，此时便会产生炎症反应而引起头皮屑过多、瘙痒。另外，头皮上可见到鳞屑，略带油腻性。

有人做过一个试验，把受试者的头皮划分成两个相对区域，一半外用制霉菌素，另一半不予处理作为自身对照。结果，用药的一半头皮寄生糠秕孢子菌明显地较治疗前减少，同时头屑也显著变少，而对照的一半头皮没有变化。这一试验清楚地表明，卵圆形糠秕孢子菌是头屑过多的重要原因之一。

在使用各种抗霉菌药物后，糠秕孢子菌数量减少，头皮屑过多减轻。停药或再次感染该霉菌，可引致症状再发。这说明，该种霉菌是头皮屑过多的原因，而不是头皮屑过多引起该菌增多。

显然，治疗头屑过多应该采用抗霉菌药物，如克霉唑、咪康唑、酮康唑等。此外，平时饮食宜清淡，少吃刺激性食物，大便保持通畅。口服复合维生素 B 等也有帮助。

掉头皮屑大多不是病。皮肤的外表层会自然脱落，这有可能导致不严重的掉头皮屑。但是，如果头皮看起来非常油腻，而且发红，那么这样的掉

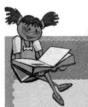

◆拓展阅读◆

头皮屑与健康

如果头皮屑非常多，而且皮层很厚，上面有红斑，可能患上了银屑病。如果头皮上的鳞屑是油腻性的，头发油腻、干枯，头皮上也有红斑，可能患上了脂溢性皮炎。如果头皮的鳞屑非常厚，鳞屑呈干燥的粉末状，可能是患上了头皮石棉状糠疹。

头皮屑，就需要请医生诊治。

洗发就能保持头发清洁。通常，每星期用洗发剂洗一次就够了。不过，如果头发特别油，则可能需要洗得勤一些。常常梳理头发，能刺激头皮的血液循环，还能去除污垢、脱落的头发和头皮屑。

乌黑发亮的头发，不但给人以美的感受，而且是健康的标志。我国古时候惯用"青丝三千"来形容头发之多。实际上，一个人的头发大约有10~12万根。

人的头发长短不一，最长的可达2米多。有些人头发的末端会一分为二，甚至形成几条细丝，医学上称为"毛发纵裂症"，也就是俗称的"头发分叉"。好端端的头发为什么会分叉呢？

原来，每一根头发都是由毛干和毛根组成的。毛干是露出在皮肤外面的部分，从外表到中心可分为三层：最外面的一层叫"毛表皮"，最薄；里面一层称为"皮质"，最厚；中间一层叫"髓质"。毛根埋在皮肤里，外面包着筒状的毛囊，头发就是从毛囊里长出来的。毛表皮是由许多死去的角质细胞和角质蛋白组成的，它们一个接一个地排列着。因为毛干是已经死去的细胞，所以人们在理发时一点也不感到痛。头发越长，头发细胞死亡的时间越久。科学家已经查明，造成头发分叉的主要原因是，头发中有两种氨基酸（蛋氨酸和胱氨酸）的含量明显减少，使毛发质地变脆，则比较容易裂开。

此外，如果经常烫发，经常使用电吹风，常常用强碱性肥皂洗头，会使头发中的油脂减少，头发也就容易分叉。身体弱、营养差的人，头发细胞"先天不足"，得不到正常发展，也容易分叉。

发现自己的头发分叉了，可多吃些黑芝麻、核桃和鸡蛋等食物，因为这些食物含有头发生长必需的氨基酸、铁质等营养成分。

东西方人皮肤的差异

生活在我们地球上的人类，有各种不同的肤色。一般来说，亚洲人的皮肤为黄色，非洲黑人的皮肤黝黑，欧洲白人的皮肤则很白。这中间还有个有趣的规律，那就是在欧亚大陆，特别是欧洲，越往南走，人的皮肤颜色越深。

为什么人的皮肤会有不同的颜色呢？现在已经知道，这是由皮肤中黑色素的数量所决定的。欧洲人黑色素含量少，皮肤颜色很浅；非洲人黑色素含量高，皮肤呈黑色或棕黑色；黄种人黑色素的含量介于两者之间，所以皮肤呈黄色。

科学家告诉我们，人的皮肤颜色是进化过程中适应环境的结果。阳光中的紫外线能帮助人体合成维生素 D。我们都知道钙质、磷质是骨骼的主要成分，而钙的吸收必须依靠维生素 D 的存在。如果缺少维生素 D，钙便不能吸收，骨骼就发育不良。我们有很多接触阳光的机会，但往往不会想到阳光对健康的重要，就像生活在空气里不会感到空气的存在一样。

为什么小孩子更需要多晒太阳光呢？理由很简单，孩子越小，发育速度越快，而骨骼是支持全身体重的架子，必须跟得上各部分发展的需要，但是制造骨骼的重要原料——钙，必须依赖维生素 D 才能被吸收，缺乏太阳光，维生素 D 就无法合成，那就必然要得软骨病。

有人以为太阳光可以从玻璃

你知道吗

黑色素的保护作用

黑色素是肌肤因避免受紫外线的伤害而自行产生的一种物质，从这个角度上来看，黑色素是"好人"，只是形象"差"了点儿。如果人体内黑色素合成能力降低了，皮肤就会变得敏感。

窗里照进来，其实玻璃窗只能让一些无关紧要的光线通过，能制造维生素 D 的紫外线却绝大部分被阻挡在窗外了。小孩子如果长期居住在阴暗的屋子里，虽然同样有制造维生素 D 的设备——皮肤，但是无法接触太阳光也是枉然。虽然维生素 D 可以由体外补给，像鱼肝油、新鲜蔬菜、蛋类、肉类里就含有大量维生素 D，但是总不如人体自己制造更有直接意义。

有些人认为，多吃酱油会引起色素沉着，使皮肤发黑。因而，一些人便不敢多吃酱油，甚至忌食酱油了，这是没根据的。

人体的皮肤颜色是各不相同的：有乳白色、沙黄色、淡粉红色，也有红棕色、棕黑色。人体的正常肤色主要是由黑色素的数量和分布位置决定的。黑色素是一种棕黑色色素，广泛分布于动、植物和人体中。黑种人皮肤内的黑色素很多，从基底层到浅表层几乎比比皆是。黄种人皮肤中的黑色素主要在基底层。白种人和黄种人一样，但黑色素的数量更少。在人体中，黑色素是由一种黑色素细胞合成和分泌的，世界上不同肤色的人，皮肤中黑色素细胞的数量都大致相同。因而，肤色不同的根本原因是黑色素细胞活跃的差异，也就是每个黑色素细胞产生的黑色素数量的多少。

在人体皮肤的不同部位，黑色素细胞的数量是不一样的。头面部、乳晕、腋窝和生殖器等处比较多，每平方毫米大约有 2000 个，因而肤色较深；其他部位的黑色素细胞只有上面这些部位的一半，于是肤色就浅得多了。

黑色素是由一种无色的氨基酸——酪氨酸，在一种酪氨酸酶的催化作用下逐渐形成的。哪个地方酪氨酸酶显得特别活跃，那里的皮肤颜色就会变深。相反，一个地方酪氨酸酶的活动受到了抑制，那么这里的皮肤颜色就会变浅。

黑色素的形成，是一个十分复杂的过程。人体中的有些物质对酪氨酸酶有抑制作用，但是阳光中的紫外线却能使酪氨酸酶变得活跃，从而增加了皮肤中黑色素的数量。

人体的指挥官——神经系统

在人体中，神经系统有着独特的地位，是人体内起主导作用的功能调节系统。人体的结构与功能十分复杂，体内各器官、系统的功能和各种生理过程都不是各自孤立地进行，而是在神经系统的直接或间接调节控制下，互相联系、相互影响、密切配合，使人体成为一个完整统一的有机体，实现和维持人体的正常的生命活动。同时，作为人体的指挥官，神经系统还对体内各种功能不断进行迅速而完善的调整，使人体适应体内外环境的变化。

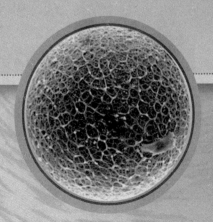

神经系统的组成

　　人体是一个复杂的有机体，在人体内进行的各种生理活动和心理活动，都是在神经系统的统一指挥下，由各器官、系统，相互协调、相互制约、相互影响而完成的，所以神经系统在人体中占有十分重要的地位。

　　神经系统可分为中枢神经和周围神经两部分。

　　中枢神经包括脑（大脑、小脑、间脑、脑干）和脊髓，它是神经系统的核心。

　　周围神经包括脑干发出的 12 对脑神经和脊髓发出的 31 对脊神经，它们分布在全身各组织器官中，将指挥信息传达到身体各部位，并把各部位接收到的信息反馈到指挥中枢。在周围神经中还有一部分主要分布在内脏、心血管和腺体的神经叫内脏神经，又称植物神经，它们不受人的意志支配，但对协调内脏组织的活动起着重要作用。

知识小链接

脑神经

　　脑神经又称"颅神经"，它是从大脑发出的共 12 对神经。分别为：嗅神经、视神经、动眼神经、滑车神经、三叉神经、展神经、面神经、前庭蜗神经、舌咽神经、迷走神经、副神经、舌下神经。

　　神经系统的基本单位是神经细胞，也叫作神经元。它有 3 个部分：

　　一是细胞体，其大小不同，有的直径为 $\frac{1}{98}$ 厘米，有的则为 $\frac{1}{1378}$ 厘米。它通常集中在脑和脊髓构成的中枢神经系统里。在脑中形成"灰质"。

二是轴状突。轴状突很细，直径常常不到$\frac{1}{1000}$厘米，一个神经细胞一般只有一个轴状突，但长短不一，短的仅伸展几厘米，长的可从脊髓一直伸到手指尖或脚趾头。

三是树状突，它伸展比较短，也更细，直径常常只有$\frac{1}{5512}$厘米。因为多次分枝，它就在细胞体周围形成"小树"模样，这就是把它称之为树状突的缘故。

每个神经细胞的"突起"与其他神经细胞的"突起"都是互相联系接触的，这相连的地方就叫"突触"。轴突和树突统称突触。各种信息通过突触而接力传送。

人体组织活动的基础单位是细胞，所以大脑思维活动也是起始于细胞的活动。大脑神经细胞的活动是信息的传递，因而思维活动实质上是一系列的信息传递过程。神经信息在一个神经细胞之内的传递，是以动作电位构成的神经冲动为载体的；而在神经细胞之间的信息传递，则是由一些称为"神经递质"的化学物质介导的。神经递质是神经细胞接收到神经冲动之后释放出来的，这些递质又使下一个神经细胞产生神经冲动，从而使神经信息从一个神经细胞传递到另一个神经细胞。因此，神经递质的活动是思维的化学基础。

在神经细胞之间，通过神经递质传递神经冲动所携带的神经信息的，是一种具有特殊结构的叫作突触的接触点。正是在大脑神经细胞之间存在的这种突触结构，实现着大脑中的化学信息传递，构成了思维活动的基础。一个典型的神经细胞可能会有1000～10000个突触，能接收来自大约1000个其他神经细胞的信息。大脑神经细胞之间通过突触的独特结构高度有序和特异性相互联结，构成了功能完善的复杂的神经网络系统，实现着进行思维活动所需要的神经信息的信息处理。大脑的功能正是依靠神经信息在神经网络组成的复杂的、层层叠叠的神经线路中的传递来执行的。

由于神经系统在全身有一套精巧、复杂的联络网，才使我们能正常的工

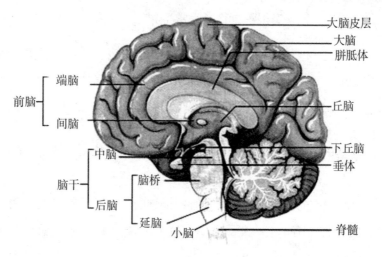

大脑的结构

作、学习和生活。

脑是神经系统的中枢，是思想活动的摇篮，是人体的最高司令部。脑可以分为大脑、小脑、间脑、中脑、脑桥和延髓等部分。各部分都有精细而复杂的功能，其中以大脑的功能最为重要。

大脑是智慧之源。在人类进化的过程中，由于人类所从事的劳动及在劳动中产生的语言和思维，使得人的大脑得到了空前的发展，达到了非常复杂、高级的程度，而大脑又对语言、思维的进一步发展起到了促进作用，人类也就脱离了一般动物的范畴，所以人类不仅能认识世界，而且能改造世界。

你知道吗

大脑左右半球的功能划分

人类大脑的两半球，在功能划分上，大体上是左半球管右半身，右半球管左半身。每一半球的纵面，在功能上也有层次之分，原则上是上层管下肢，中层管躯干，下层管头部。

大脑位于颅骨内，脑的最上端，分为左右大脑半球，每个半球表面覆盖着一层灰质，叫大脑皮质，下面是髓质。大脑外观有许多的沟回，这些沟回将大脑皮质分为额叶、顶叶、颞叶、枕叶。它们分别是管理思维、记忆、语言、运动、判断、感觉等的中枢。大脑皮质是人类神经系统的最高级部分。

成人脑的平均重量为 1360 克。其中有约 140 亿个神经细胞，而神经细胞之间又有千丝万缕的联系，形成一个庞大的神经网络。人一生中开发使用的神经细胞是很有限的，因此它具有很大的潜力。那些善于用脑、勤于思考的人，才能发挥脑的最大作用，使人更聪明，知识更丰富。

大脑是人体中最复杂的部分，也是宇宙中已知的最为复杂的组织结构。大脑的重量仅有 1.5 千克左右，却由上千亿个神经细胞组成，这个数字与整个银河系中全部星球的数目大致相同。大脑的复杂性还在于组成它的那些数目巨大的神经细胞在形状和功能方面的多样性，以及各个神经细胞结构和分子组成的千差万别。而计算起神经细胞之间的突触的数目来，则是一个更大的天文数字，要有 100～1000 万亿之多。因此，关于大脑功能的研究便成为现代科学所面临的最深奥的课题之一，也许会成为最难攻克的科学堡垒。美国政府命名了 20 世纪 90 年代为"脑的 10 年"，支持发展神经科学，促进脑的研究。20 世纪 80 年代后期，欧洲共同体也提出了大力开展脑研究的《脑计划》。日本继 1986 年制订并实施了将脑研究放在重要位置的《人类前沿科学计划》之后，又于 1996 年推出了名为"脑科学时代"的为期 20 年的脑科学计划纲要，大力推进脑的研究。依据现代科学的总体发展水平和各国科学家对脑研究的重视程度，科学家们纷纷预言：开展脑功能研究的"脑科学"，将在 21 世纪自然科学发展中占据特别重要的地位，具有高级精神活动功能的人类的大脑，终将被人类揭开神秘的面纱。

小脑是协调运动的中枢。小脑位于大脑的后下方，在颅后窝内。小脑如同大脑一般，也分为两个小脑半球，表面有许多平行的浅沟，两沟之间是一个叶片，小脑表面一层灰质叫小脑皮质，内部为髓质和四对灰质核团。小脑借助 3 对脚与大脑、脑干等其他神经中枢形成广泛的联系，协调各部发生的神经信息。

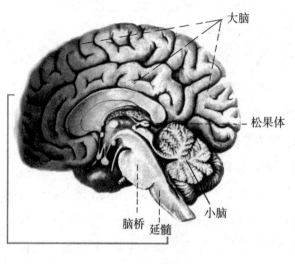

小脑和脑干

小脑是运动的重要调节中枢，有大量的传入和传出神经网络。小脑的功能是维持身体平衡和协调肌肉的运动。大脑皮质发向肌肉的运动信息和执行运动时来自肌肉的信息都可以传入小脑，使它能经常对这两种信息进行比较、分析，对于运动有关的肌肉进行调整，使随意运动保持准确协调，同时，小脑在维持身体平衡中也起着重要作用，它接受来自前庭器官的信息，通过改变身体不同部位肌肉的张力，使身体在重力作用下或加速和旋转运动时保持姿势平衡。如果小脑发生病变或受到伤害，就会出现身体站立不稳，步履蹒跚，摇摆不定等共济运动失调的表现。

脑干是维持生命的中枢。脑干位于间脑和脊髓之间，它包括延髓、脑桥和中脑3部分。大脑皮质、小脑、脊髓之间的联系都是通过脑干实现的。

脑干的内部结构极其复杂，其中有许多的神经中枢，如呼吸中枢、心血管运动中枢、吞咽中枢、视听和平衡中枢等，所以又称生命中枢。从脑内发出的12对脑神经，其中的10对就是从脑干发出的。

以上各神经中枢，是由功能相同的神经细胞以簇团的形式组成的脑神经核。这些神经核按性质可分为两类，一类是脑神经运动核，另一类是脑神经感觉核，它们分别管理着人体许多组织、器官，系统的运动，感觉和分泌功能。

除此以外，脑干中还有许多上下通行的传导神经网络，如同繁忙的通讯中枢，将大脑的指令传达到身体各部和将各部的信息传送到大脑。

　　脊髓是中枢神经的交通线。脊髓是中枢神经末端最狭长的部分，位于脊柱形成的椎管内，上端通过枕骨大孔与延髓相连，下端逐渐变细，呈游离状。成年人脊髓长约45厘米。脊髓从上到下可分为颈、胸、腰、骶、尾5部分，各部共发出31对脊神经，分别支配身体各段的皮肤感觉和肌肉运动。

　　脊髓由灰质和白质构成，灰质位于中部，呈蝴蝶形，内部有许多的运动细胞，它们支配躯干和四肢肌肉的运动。由于运动细胞的存在，脊髓可以完成一些低级的神经反射活动，如屈肌反射排便、排尿反射等。当患脊髓灰质炎（小儿麻痹）时，这些运动细胞发生病变，可引起瘫痪。实验证明，当运动细胞因受外伤或疾病遭到破

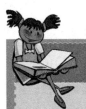

拓展阅读

脊髓空洞症

　　脊髓空洞症就是脊髓内有空洞形成，属于一种缓慢进展的脊髓退行性病变。空洞的形成可能是由于机械因素，在压力影响下脑脊液从蛛网膜下腔沿着血管周围间隙进入脊髓内所造成，由于脊髓形成病理性空洞并有胶质生成。

坏后，它们所支配的肌肉不久就出现萎缩。白质位于脊髓的外部。有许多传导神经在此通过，是连接大脑和身体之间信息传递的重要通道。

神通广大的脑垂体

　　人体中有一个器官，它只有高粱米粒大小，只占体重十万分之一左右，然而，机体的生长发育、体温调节、营养物质的代谢等都少不了它。切除一大块肉，甚至拿掉一个肾，人照样能生活得很好，但若把这个约0.6克重的小东西切掉，人的生命也就停止了。它就是脑垂体。

　　脑垂体藏在大脑深处，位于蝶状的颅中窝内。它的形状像茄子，上面的

茎像个漏斗与下丘脑相连。别看它小，细分能分出 7 个部分，而且每个部分都由不同的细胞组成。它能分泌 8 ~ 9 种促激素，随血液运送到相应的内分泌器官，促进各个下级器官分泌不同种类的激素，发挥各自的生理作用。

可见，垂体就像个司令官，发出命令由通讯员带到各个兵团（内分泌器官），让它们分泌激素执行不同的任务。例如，垂体分泌的促肾上腺皮质激素经血液输送到肾上腺，令其分泌各种肾上腺皮质激素。这些激素有的负责糖、蛋白质、脂肪的吸收和代谢，有的负责盐的代谢；有的负责血管的收缩和舒张，调节血压和机体各部位器官血量；还有的负责支气管平滑肌的运动。它还有一种重要的功能，即分泌促生长激素，维持正常的机体生长和发育。促生长激素分泌过多，发生在儿童身上，会使儿童成为巨人，10 岁左右身高可达 2 米左右；发生在成年人身上，叫肢端肥大症，手指和脚趾明显肥大，面部臃肿变长，巨鼻大耳，厚唇肥舌。

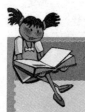

拓展思考

脑垂体重获新生

人在 40 岁后，脑垂体开始萎缩，人体迅速衰老。生物学研究发现，HD（氢气）元素能使衰老的脑垂体恢复年轻态，能促使人体神经、内分泌、代谢等系统功能恢复正常，从而延缓人体关节及各器官的衰老。

垂体功能低下，分泌的促生长激素过少，儿童会生长迟缓，导致成人阶段身高不超过 130 厘米，但智力不受影响，称"垂体源性侏儒症"。

喉结两旁的甲状腺亦由垂体指挥，指挥失灵亦会发生甲状腺功能亢进或低下。人类的种系延续也离不开垂体，它分泌多种促性腺激素，作用于睾丸或卵巢，促进睾丸和卵巢发育，促进精子和卵子成熟等。它还影响皮肤的颜色，这是由它分泌的黑素细胞刺激素决定的。

小小的垂体有如此大的神通，且对维持机体的正常生理活动也起着十分重要的作用。

☜ 具有差异又相互配合的左右脑

　　脑在形态上以中央沟为界分为左右两个半球。如果沿着中央沟寻觅，在靠近脑中心的地方有称为胼胝体的部分，大约有 2 亿根神经纤维束通过那里，连接左右脑。由于神经纤维束在中途交叉，所以右脑支配左半身，左脑支配右半身，即善于用右手（简称右利）的人活跃地使用左脑，左利的人（俗称左撇子）活跃地使用右脑。

　　20 世纪 60 年代，美国的一位博士在癫痫病患者的配合下进行了多项有趣的实验。例如，让患者的左视野看画上的香蕉，并让他们从画面上众多的水果中选出相应的实物，结果他们只能简单地选出实物，而不能说明实物是什么东西。显然，裂脑者犹如在一个身体里潜藏着分离的两颗心。

　　博士通过这项实验考虑左脑与右脑可能分别承担不同的功能。他认为读、写、听、说的功能归左脑掌管，而右脑几乎是无能的，后来，随着研究的深入才搞清楚左脑擅长计算或逻辑、数学的思考；右脑对脸形、物体形状的识别，即图像的识别、空间的辨别、音乐欣赏能力等比左脑优越。

　　据此，癫痫患者的胼胝体被切断，在左视野得到的信息虽能进入有图像识别的右脑，但是不能传递到有语言功能的左脑，所以即使知道实物信息，也无法用语言把它表达出来。

　　事实上，左脑具有语言机能早在 19 世纪就被注意到了。法国的一位外科医生调查失语症患者的脑，发现右脑受损伤不会发生失语症，但是左脑受损伤就会引起失语症。尽管如此，语言中枢在左脑的看法毕竟是一种推测，直到百年后由另一位研究人员的不寻常的实验，才真正得到证实。

　　大脑左脑半球支配着身体的右半部分，它是主要的语言区，还执行着诸如逻辑、数字和书写等分析性的任务，习惯于按次序处理信息；右脑半球支配着身体的左半部分，它在处理空间概念，认识面孔、图案、音乐模式和颜色等信息的同时，还善于处理直观性过程和创造性过程，特别擅长处理同时来的信息，能立即觉察出"全部情况"。大脑半球的这种专职作用，足以说明为什么右脑损伤会使音乐能力丧失，而左脑受伤不能说话的人却仍然能放声歌唱。再者，不少著名的艺术家都是左撇子，原因在于他们的右脑半球具备了卓越的形象和视觉能力，由其指挥的左手便能运用自如。

同左脑有关的能力，在生活中占有明显优势的地位：人们较倾向于重视理性思维，重视自己的语言表达能力，良好的阅读能力和分析思维能力，而不太重视同右脑经常联系的能力，如空间感觉能力、艺术欣赏、创造过程和直觉思维。但是，要想在某个领域取得优异的成绩，最好是左右脑并用。

拓展思考

好心情与大脑的左右半球

美国神经生物学家们有个惊人的发现：好心情的人不是后天的，而是先天的。通过长达10年时间的研究，该研究得出的结论为：一个人的好心情藏在他大脑的左半球里。右半球大脑存贮的则是忧郁、失望与懊恼。

科学家们曾经做过一个十分有趣的实验：将英文单词heart放映到屏幕上，使前两个字母he出现在脑病人的右脑半球，后3个字母art出现在左脑半球。当病人被问到所看见的内容时，他口中念出art的声音，左手却指着he。这反映出两个脑半球具有独立的意识，对客观现实所得出的是完全不同的结论，说明一个脑半球不明白另一个脑半球正在感受什么。某学校又进行了另一项实验：学生们把一半的时间花在文科上，另一半时间用于理科，结果他们各科的成绩都居一般水平之上，并且理科方面的进步尤其显著。

这充分表明，用于发展右脑本领时，也能帮助提高与左脑有关系的本领；

两个脑半球不仅仅是孤立地工作，而且是起着相互配合以完善彼此的活动和作用。事实说明，只有让两个脑半球同时并用，才能在科学和艺术等领域取得成绩。

现代科学研究发现，通常大脑左半球发育较右半球好，这或许与人们通常使用右手做事有关，因为指挥右侧肢体的运动中枢在左侧大脑半球。所以，为了充分挖掘大脑两半球的潜力，要重视开发右脑功能。比如尝试着用左手写字、吃饭、游戏等。

近年来，许多专家认为，音乐作为一种物理能量的声波，它不仅能够调整参与人体许多有规律的振动，对人体生理产生物理和化学作用外，一些神经心理学家还认为：音乐具有开发右脑潜能，调整大脑两个半球的功能。

日常生活中，在人们运用语言脑紧张工作和学习之余，若能经常欣赏或演奏自己喜爱的音乐，可激发大脑右半球产生新的兴奋灶，从而使语言脑得到充分的休整。更重要的是能够改善由于左右脑平衡失调所造成的一侧半球的长期抑制状态，使大脑皮质兴奋性增高，同时其传导和储存能力也相应得以提高，使大脑两半球的优势得到充分的配合和发挥。正如某位心理学家指出的那样："只有当大脑右半球也充分得到利用时，这个人才最有创造力。"

你可能会发现这样一个事实，尽管女性是家庭主妇，而且还要负责缝纫，但最好的厨师、最好的缝纫师仍然是男性多于女性。最精细的家电修理师、绘画艺术师也是男性多于女性，并且世界上的著名人士也是男性多于女性。这除了职业分工因素外，与大脑发育的性别差异也有一定关系。

一般说，男性的右侧大脑较发达，它负责精细的动作和技术，并且与听觉、视觉和触觉有关。所以男性掌握技术性的操作比女性快。由于右侧脑支配左侧视、听，因此男性的左眼、左耳比较敏感。女性左侧大脑比较发达，所以女性的语言能力优于男性，开始说话亦早些，这与语言能力受左脑控制的事实相符合。

记忆力的提升与移植

记忆是大自然赋予人类的一种本能。近者"过目成诵"，远者"故梦依稀"，都会让人回忆起往事或追溯着昔日学到的知识。从医学角度讲，记忆是对以往事物经验的重现，是人脑对过去经验中发生过的事物的反映。那么，记忆的本质究竟是怎么回事呢？

美国某位著名科普作家在他所著《人体和思维》一书中曾描述了这样一件事：美国出生的外科医生柏菲尔德，一次在蒙特利尔的麦吉尔大学为病人做脑手术，当他偶然刺激到一个特定点时，病人突然产生一种回顾记忆，听到了以往曾经听过的音乐演奏。这件事启迪人们，在人体脑子中有那么一些地方，专门管理着记忆工作。现代医学已经证明，主管记忆的"司令部"在大脑皮层，大量的各种记忆的痕迹广泛地分布在大脑皮层上边，尤其以其中的颞叶、额叶最为重要。所以记忆的"场所"有了归宿。

谁都想拥有良好的记忆力，增强记忆最主要的方法是以下两种：

其一，重视记忆的思路。人的大脑宛如一座藏书万卷的书库，假如书库里的书籍杂乱无章地堆放，到用时费上九牛二虎之力也无法找到，如果有纲有目，有门有类地陈列，到用时不费吹灰之力随手可取。

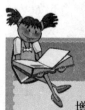

拓展阅读

增强记忆首先要解除脑疲劳

人的记忆过程，就是大脑皮层神经细胞积极活动，进行记录和保存的过程。人一旦疲劳，尤其是大脑疲劳时，大脑皮层上脑细胞的活动就会受到抑制，甚至处于半休眠或休眠的状态。这时，外界进入大脑的任何信息都不可能得到有效的接收和反应。因此，要增强记忆力，首先要解除脑疲劳。

记忆也同样如此，当你学习新知识时，思路紊乱地乱记一通，以后回忆就显得困难，也就是不容易记住。相反，如果你能有条不紊地理出一条记忆思路，找出重点要领，提纲挈领地逐条记忆，则可以长久地贮藏在脑海里。

其二，讲究复习的方法。记忆的本质告诉我们，记忆是在脑细胞的分子结构上的一种活动，可比喻为脑细胞上的一种"烙印"。经常复习，"烙印"深刻，记忆也长久；不去复习，"烙印"淡漠，记忆短暂。从讲究复习的方法而言，固然定期复习至关重要，不过学习新知识后的最初几小时内反复加深记忆更为重要。这说明凡是想记住一样东西，就要在刚学后的 1~2 天内重复学习，切切实实地记住，这样才可以达到长久记忆的目的。

古代有这样一个故事：读书人朱尔旦天生愚笨，学习成绩很糟，几次参加科考都未及第。后来，他结识了一位主管人间生死的陆判官，请求帮忙。陆判官施展法术，从死人身上选了一颗"慧心"，调换给了朱尔旦。从此朱尔旦变得非常聪明，读书过目不忘，下笔神思飞扬，不久就考中了举人。这个故事虽说是蒲松龄先生编造的，但现代科学不仅有可能用生物工程方法把知识"拷贝"到大脑里，使一个知识不多的人很快获得很高的学识，而且也有可能将人的智慧从一个人的身上"搬"到另一个人的身上，使后者拥有前者的记忆。

早在 20 世纪 60 年代，美国心理学家就用涡虫做过记忆移植的实验。用一束光去照射一群涡虫，同时用电流刺激它们。时间久了，这群涡虫就形

趣味点击　　切割移植

1997 年 4 月，人类历史上第一次切割移植，在美国加利福尼亚大学的动物神经研究所进行。这次移植是记忆区域的整体移植，也是大脑部位切换最大的一次移植。被移植的对象是一条训练有素的德国纯种牧羊犬，具有丰富的情绪记忆。移植对象是这条牧羊犬的亲弟弟。它生下后，就被关起来，没有任何外界接触，不进行任何训练，可谓"记忆空白"。手术结果是"弟弟"对主人的指定一一照办，"哥哥"则对主人的指令置若罔闻。

成了一种条件反射，一看到光束，即使没有电流也会马上避开。心理学家把这些涡虫碾成了浆液，用来喂没有训练过的涡虫。奇迹发生了，没有经过训练的涡虫看到光束也马上避开了。这个实验说明：动物的记忆可能存在于某种物质之中，因而可以从一个个体移植给另一个个体。

1978年，联邦德国有位生物学家做了一个有趣的实验。选择了两只健康的蜜蜂，对其中的一只做专门训练，每天让它在一个固定的时刻从蜂房飞到另一个蜂房去寻找一碗糖蜜。时间久了，这只蜜蜂就养成了每天在固定的时间做一次这种飞行的习惯。从被训练过的蜜蜂的神经组织里取出某些物质，移植到未训练过的蜜蜂的神经组织里。奇迹出现了，未训练过的蜜蜂的伤口长好后，居然像训练过的蜜蜂一样，每天到了固定时间，就毫不迟疑地飞到放着糖蜜的那个蜂房里去。

这项"换脑术"轰动了欧洲，那些持怀疑态度的人也不得不相信，记忆是完全可以"移植"的。美国的一位神经化学家曾从老鼠的脑中分离出了3种记忆物质，它们是黑暗恐惧素、噪声忍受素、蓝绿色辨别素。把这3种物质中的一种注入老鼠的脑中，老鼠就能增加对某一方面的感受能力。荷兰化学家也从老鼠脑中分离出另外一种记忆物质，把这种物质注射到老鼠的脑中，老鼠的记忆力也显著提高了。

到目前为止，从高等动物中分离出来的记忆物质还不很多。经分析发现，这些记忆物质都是由某种特殊的蛋白质组成的，因为构成的形式不一样，性质也就大不一样。

科学家预言：记忆也像动物的遗传那样，是通过一种密码来实现的，一切动物的记忆密码都相同。既然记忆的化学本质是蛋白质，那么记忆蛋白能否应用于人类呢？为此比利时科学家进行了大胆的实验：他们用加压素喷撒一位因车祸昏迷不醒的青年的鼻子，一天后这位青年记起了一些车祸的情况，一星期后就恢复了记忆。以后他们发现加压素不仅能恢复病人的记忆，而且能提高记忆力、识别力和注意力。

　　记忆移植的研究正在逐步深入，一旦获得成功，科学技术和社会生活将发生新的飞跃。

🔍 智力的先天遗传与后天培养

　　一个人智力水平的高低，究竟是什么因素在起决定性的作用呢？有人说是遗传，有人说是环境。这场学术上的论战近一个世纪也没有得到彻底解决。

　　遗传论者认为："龙生龙，凤生凤，老鼠生儿会打洞。"一个人智力的好坏是天生，也就是说，人的聪明、智慧取决于先天因素——遗传。至于后天教育、环境影响则是次要的。他们的理由是：人的大脑是智力活动的物质基础，脑神经细胞自发地产生兴奋时伴随的电活动的快慢，是确定反映时间和思考问题速度的决定条件，而这些他们认为都是由遗传决定的。美国有位心理学家甚至还认为"一克的遗传胜过一吨的教育"。

　　环境论者认为：在儿童性格形成时期，如能给予正确的训练和教育，可以使他们变得更聪明。因此，环境论者确认后天教育和环境因素是决定和发展智力的主要因素。

　　但是，不管是遗传学说还是环境论学说，都有一定的片面性。这是因为脑是智力或认识能力的物质基础，脑细胞的发育、生长同人体其他部位的细胞一样，都是遵循遗传规律进行的。在这方面，国外关于双胞胎研究的报道为我们展现了一个很有价值的领域。有人对122对同卵双胞胎的儿童进行调查，发现他（她）们自幼分居两地，教育与生活环境不完全相同，但是在智力、才能、爱好诸方面都有惊人的相似之处。国外有位心理学家曾把自己刚出生不久的女儿，与年龄相近的猩猩作为"双生"来抚育，在吃、穿、用、玩以及教育训练等方面都给予完全一样的待遇。经过一段时间之后，孩子的智力迅速发展，学会了说话、直立行走、抓握运动等，而猩猩仍然是用四肢行走，不会讲话。这就说明，没有完全的正常的人类大脑，再好的人类生活环境和教育条件，也不可能使其向人类的智慧方向发展。

心理学家研究发现，许多早慧儿童生来就感觉灵敏，记忆良好，或歌声优美，这正说明在他们的遗传因素中有得天独厚之处。另外，智力和特殊才能与遗传有关，还表现在它具有一定的家族倾向或家族聚集性。例如，著名音乐家巴赫的家族，后代中有多人是著名音乐家，其中一人有多个儿子全是音乐家，有明显的家族遗传倾向。我国南北朝祖冲之和他的儿子祖暅之、孙子祖皓都是著名的天文学家、机械发明家和数学家。这些人所具有的特殊才能，不能不使人联想和承认遗传因素在智力发展中的作用。

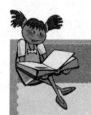

拓展阅读

智力的培养途径

一般认为，人主要的智能表现为：语言才能、音乐才能、逻辑与数学才能、空间才能和运动才能、自我才能和社会才能。在孩子的成长中，通过措辞和感情训练培养语言才能，通过曲调和节拍训练培养音乐才能，通过理解和理论训练培养逻辑与数学才能，通过想象和形象培养空间才能，通过小脑与脊髓合作训练培养运动才能，通过个性与特性训练培养联系自我才能，通过感受与意图训练培养社会才能。

大量的研究结果表明：一个人的能力、智慧和聪明的程度既有遗传因素的原因，又受后天环境、教育等多种因素的影响。只有把智力看作是在遗传与环境两方面因素共同作用下而形成并发展起来的认识才是全面的。

人的大脑在胎儿期和出生后一年之内发育最快，8岁时大脑的体积已经接近成年人水平，以后则是大脑内部结构和功能的复杂化。因此，在婴儿和儿童期，大脑神经系统发育最为关键。

在决定儿童大脑功能和智力活动的因素中，虽然有遗传、环境（智力训练）等条件的影响，但起决定作用的是营养。换言之，若使大脑发挥良好的功能，必须从食物中补充所需的营养素，这是保证大脑功能的物质基础。

研究表明，在儿童生长过程中，与智力关系较为密切的营养素包括以下几大类：

脂肪：大脑重量的 75% ~ 85% 是水分，除水分之外的固体物质主要是脂类和蛋白质。脂类由磷脂、糖脂和固醇组成，约占大脑固体物的 50%。脂肪在支持大脑复杂、精巧功能方面起着非常重要的作用。

维生素 C：维生素 C 是仅次于脂肪的健脑营养素。它对大脑的作用既不是构成脑实质，也不能向脑提供活动能量，但维生素 C 的作用好似保证发动机运转的润滑油，使大脑功能活动机敏灵活，提高智商。此外，维生素 C 在促进脑细胞结构坚固，消除脑细胞结构松弛和紧张方面也具有重要作用。

钙：许多儿童注意力不集中、情绪不稳定，学习效果差。从营养学角度看，能使儿童行为稳重并保持良好注意力的营养素是钙。它可以抑制大脑的异常兴奋，还可以通过使机体保持正常的弱碱性而使大脑发挥其功能。

蛋白质：它是脑细胞的主要成分之一。就重量而言，仅次于脂肪。大脑活动是通过脑细胞的兴奋与抑制完成的，无论是兴奋或抑制，都是通过一些称为神经介质的化学物质来传递的。而这些神经介质就是由蛋白质中的某些氨基酸转变的。

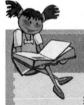

拓展阅读

维生素 B 与智力的关系

维生素 B 族能够维持神经系统的正常运作，促进脑部血液循环，进而提高智力。维生素 B_1 有维护智力和促进智能活动的功能，如果缺乏，会导致神经细胞衰退，功能变弱。维生素 B_{12} 是维护智力的营养素之一。维生素 B 复合体叶酸有助于促进其脑细胞生长，并有提高智力的作用。

微量元素碘、锌、锰：碘被誉为人类的"智慧之泉"。人体缺碘，甲状腺就不能合成足够的甲状腺素，以供正常生长发育和新陈代谢。据有关资料报道，碘缺乏地区儿童的智商要比非缺乏地区低 13 个百分点，智力残疾者大部分是由缺碘所致。

锌被医学界称为"生命关键必需物质"，与智力发育有密切的关系。它是构成与记忆力息息相关的蛋白质与核酸必不可少的微量元素。锌缺乏会导致儿童智力发育不良和智力低下。

锰是涉及精神科最广泛的微量元素。缺乏锰可能会引起神经衰弱综合征，影响智力发育，对维持正常的脑功能是必不可少的。许多研究表明，缺锰或高锰均可能导致智力呆滞。

总之，营养与大脑功能和智力的关系，有很多还是未知的。只有全面、合理、均衡的营养，才能保证儿童智力的发育和身体的健康。

此外，国外有学者指出，对大脑的健康来说，最重要的是手指的运动。通过活动手指来刺激大脑，可以阻止和延缓脑细胞的退化过程，有利于保持大脑的功能健全。活动手指的具体方法如下：

（1）尽量多地用两只手活动。活动一只手只能刺激对侧大脑半球。常用右手的人要锻炼左手，如关门窗、开水龙头和翻书页等；爱用左手的人也应多锻炼右手。

（2）培养手指的灵巧性。要使指尖从事一些比较精密的工作，如练书法、绘画、做手工艺品、雕刻、修钟表等。

（3）锻炼手指的敏感性。平时可以练习将双手交替伸进热水和冷水中锻炼，或用毛刷轻轻地叩击手掌。

（4）增强指关节的柔韧性。如经常伸曲手指，闭上眼睛摸按钮，培植花卉及做握力运动等。

（5）应使手指的活动多样化。可以常玩健身球及进行其他各种有益的球类锻炼活动。

◐ 大脑的充分休息来自睡眠

休息的方法是多种多样的，其中最必需的是睡眠。睡眠是一种生理现象，是保证健康不可缺少的条件，如果人类没有睡眠，生命也就不能存在。

睡眠的质量关系到白天学习、工作的效率。一个人如果整天"手不释卷"，埋头看书，渐渐就会感到头昏脑胀，思考能力减退；同样，如果长时间地进行体力劳动，就会感到腰酸腿疼。这都表示大脑或肢体已经疲劳，如果继续干下去，时间长了就会损害健康。要消除疲劳，就要学会休息。尤其是青少年，要养成良好的睡眠习惯。

基本小知识

睡　眠

睡眠是高等脊椎动物周期性出现的一种自发的和可逆的静息状态。处在睡眠状态的人肌肉放松，神经反射减弱，体温下降，心跳减慢，血压轻度下降，新陈代谢的速度减慢，胃肠道的蠕动也明显减弱。

人睡眠的目的是为了消除疲劳，恢复精力，午睡其实也是这个目的。

上午，人的精力总是比较旺盛的，这是因为经过了一夜休息，内部机能获得了休整，前一天的疲劳消失了。但是一个上午工作或学习以后，由于体力和脑力的高度集中和紧张，新的疲劳又产生了，并且人体内的热量也有很大的消耗，这时候生理机能除了要求补偿消耗掉的热量外，也要求能够适当地消除疲劳，恢复精力，以便下午更好地进行工作和学习。中午小睡一会儿，就能达到这个目的。在冬天或春秋两季，午睡的作用并不突出，人们在中午稍微休息一会也就可以了。但在夏天，午睡的好处就很明显。

夏季正午时分，烈日当头，太阳像火球一样的灼热，由于周围环境的气温高，皮肤的血管往往容易扩张，血液大量集中于皮肤，引起体内血液分配不平衡，尤其是流经大脑的血液减少，从而发生一时性的脑贫血现象，使人感到提不起精神来，昏昏欲睡。另外，夏天昼长夜短，加上天热，人们一般都比其他季节睡得晚，起得早，这样就很难保证充足的睡眠，所以人到中午就容易打瞌睡，这是生理上必然的现象。

对于青少年来说，午睡尤其必要。因为他们的器官组织比较稚嫩，生理机能还不完善，特别容易产生疲劳，通过午睡，他们的内部机能才能获得充分的休整。

高质量的睡眠不仅取决于睡眠的时间、环境，也与睡眠的姿势有关。

有些人喜欢俯睡，胸腹向下，背部朝天，仿佛这样更安静。但是，俯卧时腿和躯干的一些韧带肌肉得不到完全放松和休息。在体重压迫下，胸廓活动受到限制，影响了肺的呼吸功能和心脏功能。一些器官被压，不利于青少年发育成长。俯卧时头总是要偏向一侧，以免被枕头捂住口鼻，时间长了，侧颈部肌肉容易"拉"伤。因此，俯卧是最不科学的睡姿，应当加以改正。

不少人习惯朝天睡，身体挺直，四肢舒展，认为仰卧能防止驼背，有利于脊柱和骨骼的发育、促进个头长高。然而，从人体肌肉分布看，仰卧和俯卧相同，躯干和腿部另一部分肌肉仍然处在紧张状态，得不到有效休息。仰卧时双手如果放在胸口，或棉被太厚太重压迫胸部，也会妨碍心肺功能，甚至引起多梦、惊慌的感觉。有打鼾习惯的人仰卧熟睡时，出入咽喉的气流冲击下坠的舌根，容易发出阵阵鼾声。

侧卧睡眠时，身体稍向前弯曲，肢体关节大多放松、微曲，处在良好的休息状态中。所以，我国古代有"卧如弓"的说法，也就是指侧卧是最好的睡眠姿势。

除了躯干和四肢，头颈的姿势也很重要。人体颈椎略向前凸，没有枕头或枕头过低，颈部肌肉不能放松，头部血管容易充血，起床后就会头胀头痛，眼皮浮肿。枕头过高，颈后部肌肉被牵拉，颈内供血动脉轻度受阻，醒来后会感到颈部酸痛、头昏脑胀。研究表明，8～15厘米厚的枕头较为适宜。仰卧时，枕高约为一拳；侧卧时，枕高为一拳半最为适宜。

◑ 离奇和神秘的梦现象

　　人们一直被梦的离奇和神秘所困惑，从而引起种种的猜测和解释。今天，新的科学技术已能使我们开始揭开梦的神秘外衣，并把梦当成大脑产生的一种意识状态（区别于觉醒时的意识状态）进行科学的探索。

　　人的意识行为都是受人脑调节的，许多人以为，人睡眠时大脑也休息了，事实并非如此。当你睡着时，如果有人悄悄呼唤你的名字，你就会有所反应，这意味着你的大脑中某部位还在工作：它滤掉大部分噪声，却让某些信息通过。有时你睡得较深，就是大声叫嚷，你也醒不过来，而需要有人去触动你。这意味着在酣睡时，你的意识处在各种水平。睡眠过程并不是连绵不断地停留在单一的水平上。它不像昏迷，完全丧失意识，所以唤不醒，即使后来又恢复了意识，也不会记得当时的事情。睡眠时，我们的大脑并未休息，仍在活动。我们辗转翻身、做梦、梦境都和脑的活动有关。人脑内部的活动，我们自己是难以觉察到的。

　　可是，借助当今的脑电图（EEG）技术，我们却能把大脑活动时发出的微弱电信号，加以放大和记录下来，借此对睡眠时的不同水平活动情况进行客观的观察和研究。

　　用脑电图监测人的睡眠，发现人们的睡眠，都有共同的规律，并呈现出各种相同的脑电波模式。它是由两种不同性质的睡眠状态反复交替进行的。这两种不同的睡眠状态，我们分别称为静睡眠和动睡眠。

　　从我们上床、闭眼、困倦、开始入睡之后，睡眠由浅入深，脑电波的振幅越来越大、频率越来越慢（约每秒 1 次）。这种睡眠状态叫静睡眠，也称慢波睡眠。

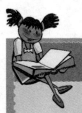

拓展思考

右脑是梦形成的源头

左脑掌管理性，右脑善于想象和富有创造性。在我们睡觉的时候，尤其是浅睡眠时，右脑依旧会工作，只是这时右脑没有了左脑理性的控制，便会诞生许多稀奇古怪的事物，不再符合正常的逻辑。这就是梦形成的原因。

静睡眠分为浅睡眠的第一、第二水平和深睡眠的第三、第四水平。听谓静睡眠，是指此时大脑的活动相对的平静。事实上，小孩尿床、睡中啼哭不止（夜惊）、睡中说话及起床行走（夜行症），大都发生在静睡眠的第四个水平中。

当静睡眠经过第四个水平的深睡眠之后，睡眠的深水平又返回到第三、然后是第二水平的浅睡眠，正当要上升到第一水平时，却似乎又进入另一个性质完全不同的睡眠状态，我们称它为动睡眠状态。

动睡眠状态的特点是：

（1）睡眠深度比上述深睡眠更深，肌肉更松弛，身体几乎完全"瘫痪"不动。

（2）脑电波型很像醒时所呈现的不规则快波（振幅低、频率高），因而动睡眠也称快波睡眠。

（3）在动睡眠开始后即有梦的出现，这反映大脑正在积极活动，是一种积极活动的睡眠，而非一种平静的睡眠。

（4）更有趣的是眼球的运动。在静睡眠开始时，眼球缓慢滑动，然而不再前后移动。但是进入动睡眠时，却骤然出现完全不同的模式：双眼在闭着的眼皮下移动，就像睡者在看外界某物。这种急速的眼球运动，是动睡眠最突出的特点，因而动睡眠也称急速眼动睡眠，而静睡眠除称慢波睡眠外，也称非急速眼动睡眠。也就是说，只有在动睡眠阶段，人才会做梦。

人们夜间睡眠，就是从上述静睡眠开始，经过不同深度水平，然后进入动睡眠，形成第一个睡眠周期。一夜经四五个周期，每个周期约 90 分钟。静睡眠的最深水平一般发生在上半夜，然后逐渐变浅；而动睡眠却越来越长，从开始时的 5～10 分钟，到最后一次可达 30～50 分钟；梦的内容也越来越生动。年轻人每晚进入动睡眠期 4～5 次，每晚累计做梦 90～120 分钟。但是，如果不被唤醒，这些梦至少有 95% 被遗忘了。

我们在了解睡眠中梦的发生过程后，便可以捉摸到梦的过程了，至少我们可以从下述几个方面去捉摸它。

在睡眠实验室中，当你在脑电图监控下睡眠，只要在脑电图上出现动睡眠期的波形特征时把你唤醒，你就会说正在做梦，而且能绘声绘色地叙述梦的内容。如果这个时期持续过长，你则会说做了一个长梦，听报告梦的内容也较丰富。如果此时不唤醒你，你自己并不知道曾做过梦了。

做梦时会伴随心率、脉搏、呼吸等生理变化，均可以在实验室中用科学仪器加以监控并记录下来。其中，有些变化用肉眼就可直接观察到，例如急速眼球运动。新生儿每天睡眠 16 小时，动睡眠占其一半以上。只要在亮光下细心观察婴儿的睡眠，便不难见到在婴儿微闭的眼皮下眼球急速滑动的现象。在你的同伴睡眠时，如果你能发现他也出现这种快速眼动情况，那么只要及时把他唤醒，他就会告诉你他正在做的梦。

通常人们总是在清晨最后一次梦后醒来的。如果假日无事，而你想知道你的梦，那么不妨在头一天晚上把闹钟拨前 30 分钟（即比你平日醒来的时间提前 30 分钟），并在睡前自己叮咛自己：要在做梦之后醒来，醒来后把梦记录下来。你醒来后，闭眼数秒钟，就很容易回忆起梦来。每次梦你都可以记录下梦中的地点，梦见何人，梦中经历的事件。

人的梦中意识与清醒时的意识状态有显著的不同：

（1）梦只发生在睡眠之中；

（2）梦的幻想比清醒时的幻想更加生动，梦中的情节常常和人们清醒时所发生的事件一样真实；并有真实的啼哭和欢笑……

（3）梦不受清醒时的逻辑和现实的约束。人们在梦中可以去从未到过的地方，见过已不在世（或从不存在）的人，或在公众中裸体行走……梦的离奇古怪，往往被称为梦的"单心眼"性。

根据研究，一般梦的内容有：

（1）日常琐事及你所认识的人，如学生常梦见学校、学习、老师和同学；

（2）有的梦能反复连续出现，如唐诗中的"三夜频梦君"；

（3）反向性的梦多于正向性的梦，如梦见不幸（考试失败、失去爱人）多于成功事件，敌意行为多于仁慈行为；

（4）忧虑不安，在梦中较普遍；

（5）有的人经常梦到被追赶、受攻击、跌倒、飞行等；

（6）常梦及他们的工作及与他们生活有关的问题，有时能从梦中得到启发。

上述梦例表明梦境与现实生活之间有着密切的关系，而且梦境还会受到外界现实的直接影响。例如在实验室中，受试者进入动睡眠时把冷水洒在他手臂上，过一会唤醒他，询问他梦见什么，其中有近半数人（42%）会把水结合到他的梦中去，说梦见自己在大雨、大水、浴室之中。另有人报告，他们在家里睡眠时，闹钟未闹醒他，却在梦中听到教堂的钟声。又如，家里的电话铃声并没有唤醒她，却梦见有人按门铃而无人去开门。梦者生活中所操心的事件，对梦的内容有着更大的影响，即所谓"日有所思，夜有所梦"。然而，梦境与现实虽有联系，但并不都这样巧合。

身体的支架——骨骼和肌肉

同房屋、轮船等有支架一样，人体也有属于自己的支架，那就是骨骼和肌肉，骨骼是由骨与骨连接而成的。骨骼支撑着我们的身体，使我们"坐有坐相，站有站相"，并保持人体的基本形状。骨骼又有保护功能，人体的重要器官都在它的保护之下。人体的肌肉是附着在骨骼上的，因此也是身体支架的一部分，对身体起着保护和支撑的作用，是人体进行各种运动的力量源泉。

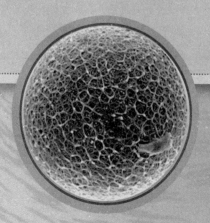

骨的结构

　　人体是由骨骼支撑起来的，而骨骼又是由大小长短不等，形态各异的206块骨连接而成的，它对身体起着支撑及保护内脏的作用，并能依靠肌肉的收缩，使身体进行各种复杂的运动。在运动中，骨起杠杆作用，骨关节是运动的枢纽，肌肉则是运动的动力。

　　根据骨的形态，一般可分为扁骨、短骨、长骨和不规则骨等。人体骨的重量约占人体总重量的60%左右。

骨的形态

　　长骨呈长管状，分布于四肢，在运动中起杠杆作用。

　　短骨一般呈立方形，多成群地连接存在，位于既承受重量又运动复杂的部位。

　　扁骨呈板状，分布于头、胸等处，对腔内器官有保护作用。

　　不规则骨形态不规则，如椎骨。有些不规则骨，内有含气的腔，称含气骨，如位于鼻腔周围的上颌骨和筛骨等，发音时能起共鸣作用，并能减轻骨的重量。

　　骨是由骨质、骨膜、骨髓及血管神经组成的。

　　骨质是构成骨的主要成分，又分为骨密质和骨松质。骨密质分布于骨的表面形成骨板，很坚硬，骨松质分布于长骨的两端和短骨的内部，其排列具有一定的方向性，能承受相应的压力。

　　骨膜是覆盖在骨表面的一层致密结缔组织。又分骨内膜和骨外膜，骨膜细胞具有造骨功能。骨膜分内外两层。内层有许多细胞，通过它的分裂繁殖，使骨加粗变长，并帮助骨在折伤后再生恢复。通过骨膜进入骨内的血管，供给骨所需要的营养。

　　骨髓分布于骨髓腔及骨松质内，骨髓分为红骨髓和黄骨髓，其中红骨髓具有造血功能。

　　骨的化学成分是由有机物胶原纤维，无机物钙、磷等组成，由于以上所述的骨的理化特点决定了骨既坚硬又富有弹性，但这不是一成不变的。

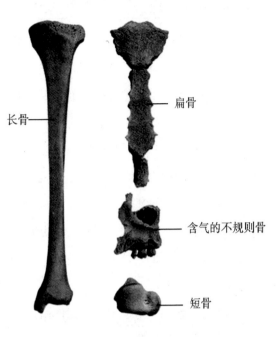

扁骨

长骨

含气的不规则骨

短骨

各种形态的骨

　　骨由 $\frac{1}{3}$ 的有机物（胶原纤维）和 $\frac{2}{3}$ 的无机物（主要是钙和磷）组成。少年儿童的骨块里有机物相对较多，弹性大，易变形；老年人骨块中无机物相对增多，变得脆弱，易发生骨折。从形态结构上看，许多骨块，特别是四肢的长骨，骨中间空心，形成管状。这种结构坚实轻巧且精美。类似自行车的车架等是用无缝钢管制造的，重量轻，载重量大。如果用实芯的钢柱做支架，恐怕人骑上就压弯了。

　　骨骼是人体的"支架"，所以它的组织特别坚硬。骨骼分为骨皮质与骨髓质两部分。真正坚硬无比的是骨皮质，而骨髓质半空心，宛如丝瓜筋络，是制造血液的"工厂"。

　　科学家发现，骨的有机物宛如钢筋一样，组成网状结构，有层次地紧密排列，使骨骼具有弹性与韧性。骨的无机物，特别是钙与磷结合成的羟基磷灰石，会紧密地填充在有机物的网状结构中，像水泥一样，使骨骼具有了相当的硬度与坚固性。

骨还有密度较低的优点，仅 1.87 ~ 1.97 千克/平方厘米。虽然质量较轻，但有远胜花岗石的承受拉力与压力的能耐。

成年人的上肢骨——肱骨，能承受 174 ~ 276 千克的重量；大腿上的股骨能承担 263 ~ 400 千克的重量。据科学家分析，最硬的花岗岩和较坚实的橡木，也不比骨头硬。如果举行一次比赛，结果是：骨头每平方厘米可承受 2100 千克的压力强度；花岗岩只能承受 1350 千克，而橡木可承受 424 千克。

万丈高楼，需要钢筋骨架；七尺之躯，全凭骨骼支撑。在我们人体中，共有 206 块骨头，它们大小不同，形状也不同，彼此互相巧妙地连接在一起，组成一个完美坚固的人体支撑系统。人体的骨骼分为中轴骨骼和四肢骨骼两大部分。

中轴骨骼包括颅骨、脊柱、胸骨和肋骨，共有骨头 80 块。中轴骨骼实际上支持人体的支架大梁。

颅骨就是头骨，由 8 块骨构成，是大脑"司令部"的保险箱。人的颅骨，除下颌骨、舌骨和听骨外，基本上都是具有支持、连接、保护和营养作用的致密结缔组织牢固地连接在一起，共同围成颅腔、眶腔、鼻腔和口腔。

脊柱，是支持头部及形成人体姿态的主要支架和联系上下部的桥梁。脊柱很像房屋的大梁，从早到晚支撑着人体，因此常常被人称为"脊梁骨"。

在脊柱的两边还有 12 对肋

你知道吗

儿童的骨头有多少块

成人骨头共有 206 块，分为头颅骨、躯干骨、上肢骨、下肢骨四个部分。但儿童的骨头却比大人多。儿童的骶骨有 5 块，长大成人后合为 1 块。儿童的尾骨有 4 ~ 5 块，长大后也合成 1 块。儿童有 2 块髂骨、2 块坐骨和 2 块耻骨，到成人就合并成为 2 块髋骨。这样加起来，儿童的骨头要比大人多 11 ~ 12 块，就是说有 217 ~ 218 块。

骨，整整齐齐地排列在胸腔周围，像桶一样坚固，而且有一定的弹性，能承受外力的撞击。它的最大作用是保护胸腔内的心、肺、肝等重要内脏器官。

脊柱包括椎骨共有 24 块。由椎骨组成的脊柱有颈曲、胸曲、腰曲和骶曲 4 个生理弯曲，因此能作前屈、后伸、左弯、右旋等许多复杂的动作。这种弯曲不仅保证了人体的姿势和美观，在行走时还起缓冲震荡的作用。

一个典型的椎骨，包括前方的椎体、后方的椎弓和突起。椎体中间有一个椎孔，全部椎孔彼此相连，形成椎管，椎管里面装的是脊髓。脊椎各骨之间由坚韧而具弹性的椎间盘连接；另外还有关节和韧带，对加固脊柱起很大的作用。椎间盘好像一个海绵垫子，具有弹性，可使脊柱承受压力，吸收震荡和减缓冲击，并保持各椎骨间的运动。

基本小知识

人类脊柱

人类脊柱由 24 块椎骨（颈椎 7 块，胸椎 12 块，腰椎 5 块）、1 块骶骨和 1 块尾骨借韧带、关节及椎间盘连接而成。脊柱上端承托颅骨，下联髋骨，中附肋骨，并作为胸廓、腹腔和盆腔的后壁。脊柱内部有纵形的椎管容纳脊髓。脊柱具有支持躯干、保护内脏、保护脊髓和进行运动的功能。脊柱内部自上而下形成一条纵行的脊管，内有脊髓。

胸骨和肋骨（12 对）共同组成胸廓，胸廓保护着心脏、肺、气管、食道和大血管。

四肢骨包括上肢骨和下肢骨。四肢骨上附有肌肉，它可以接受大脑的"命令"，进行收缩，牵动四肢骨完成各项运动。因此，四肢骨是人体重要的运动器官。

上肢共有 64 块骨，每侧 32 块，包括肩胛骨、锁骨、肱骨（上臂骨）、尺骨、桡骨和手骨。其中绝大部分骨块（27 块）都集中在手部和腕部，保证了手和腕的灵活性。

下肢骨共 60 块。下肢的股骨（大腿骨）是全身最大的骨块，男子的股骨可达 43.6 厘米长。下肢骨包括髋骨（由耻骨、坐骨和髂骨愈合而成）与骶骨共同组成的骨盆、股骨、髌骨（膝盖骨）、胫骨（小腿内侧）、腓骨（小腿外侧）和足骨。

跗骨和蹠骨借一些强有力的韧带连接起来，形成突面向上的足弓。足弓这一特殊的结构，保证了人体的站立和行走。平板足不仅走不快，失去弹性，而且容易疲劳，还可能压迫足底神经、血管，引起脚底疼痛或麻木。

在这 206 块骨头中，有的十分坚硬，例如大腿中的股骨，其硬度甚至超过花岗岩；还有一些是能够改变形状的软骨，例如耳朵内部一层薄薄的骨头。

骨的功能

如果突然把圆顶帐篷的那些支撑杆抽掉，那么圆顶帐篷就会坍塌。支撑杆支撑着柔软的防水布，而且使帐篷保持一定的形状。组成人的骨骼的那些骨头，所起的作用是支撑人体的各个柔软部分，并使人的身体保持应有的形状。倘若突然抽掉骨骼，人的身体就会瘫在地上，缩成一团，不成样子。

骨头对于身体的柔软部分还有保护作用。头颅对于它里面的非常柔软的大脑，就像是一只结实的箱子。头颅前侧有两个骨窝，里面藏着双眼。脊柱所形成的管状骨腔，里面保护着很容易受损的脊髓。肋骨形成一个结实而又富有弹性的栅笼，保护着里面的心脏和肺。一个人若没有肋骨，万一与别人相撞，哪怕只轻微地一撞，也会挤伤肺和心脏的。

骨头还起到锚固定船只那样的作用，让肌肉有一个附着的地方。在肌肉运动时，骨头就起到杠杆装置那样的作用。

有趣的是，骨骼不仅起支撑作用，还担负着特殊的造血使命。现在已经知道，骨头内部的红骨髓就是人体的造血"工厂"，能源源不断地生产出大量的红细胞和白细胞。

胎儿和新生儿的骨髓是红色的，叫作红骨髓。红骨髓具有造血功能，血液中的各种血细胞，大都是在骨髓里制造出来的。新生儿的所有骨块内的

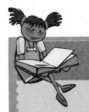

拓展阅读

黄骨髓

成人的一些骨髓腔中的骨髓含有很多脂肪细胞，呈黄色，且不能产生血细胞，称为黄骨髓。人出生时，全身骨髓腔内充满红骨髓，随着年龄的增长，骨髓中脂肪细胞增多，相当部分红骨髓被黄骨髓取代。

骨髓都能造血。5岁以后，四肢长骨的骨髓造血功能逐渐减弱：成年以后，长骨骨体腔里的脂肪组织逐渐增多，骨髓变成黄色，失去造血机能。当肌体遇到意外，大量失血或严重贫血时，黄骨髓又可转为红骨髓，暂时恢复造血机能，应付急需。

一般情况下，成年人的红、黄骨髓各占一半。其中长骨的两端，短骨和扁骨的骨松质内始终是红骨体，为人体造血，是成年人造血的主要地方。临床上为了检查人的造血机能情况，常作骨髓穿刺，抽取某些骨（如髂骨）的骨体进行涂片检查，以帮助诊断和治疗。对某些已确诊的疾病，如白血病等，如今可采取骨髓移植的方法铲除病根，挽救生命。

◑ 灵活的关节

人体上的每一块骨头，除了不与其他任何骨头连接的那一块骨头（咽喉

里的 U 型舌骨），其余全都同其他骨头连接在一起。

两块骨头连接的部位叫作关节。身体的各部位能灵活自如的运动，正是靠的关节。关节有两种：一种关节，相连接的骨头在那里不作相对移动，组成颅骨的那些骨头便是由这种关节连接在一起的，这些关节属于不可动关节。另一种关节，相连接的骨头可以自由移动。

各大小关节的结构均包括关节面、关节囊及关节腔 3 部分。

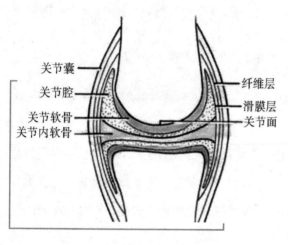

关节的结构

关节面是骨与骨之间连接的骨面，一般多为一凹一凸，即所谓关节窝和关节头，表面覆盖有关节软骨。关节软骨的表面粗糙，绝不如想象的那么光滑，之所以能活动自如，是因为关节囊内膜分泌的滑液能减少关节相互间的摩擦，其摩擦系数比冰与冰之间的摩擦系数还要小得多。关节软骨具有很强的弹性，可减轻运动和外力冲击时的压力。

关节囊由结缔组织组成，致密结实而密闭，里面的空腔叫关节腔。关节囊有内外两层，外层坚韧，起加固关节和限制关节过分运动的作用，内层可以分泌少量滑液，使关节运动时减少相互间的摩擦。关节囊的外面附有韧带相连，借以加固稳定。

韧带除了在骨的关节连接处外，在内脏周围也可见到。韧带就是平常所说的筋，有白色的胶原纤维和黄色弹性纤维两种。韧带的作用：在关节处主要是保持关节的稳定性和防止关节脱位、关节囊损伤；在内脏周围的韧带从各方面牵拉内脏，使内脏位置基本固定，所以人在激烈运动时内脏也不会发生内乱，而影响人体健康。

　　正因为有了关节的存在，人体这么多骨头才能完美地结合在一起。人类的四肢和躯干，才能进行上下左右的弯曲运动。关节的最大特点是能够转动自如，这是因为在互相接触的凹凸关节面有一层软骨，它的表面光滑湿润，转动时摩擦阻力极小，所以，关节尽管每天要经受千百次转动，却依然不会受到损伤。

　　实验表明，关节软骨的负荷为体重的 4 倍，人体从 1 米高处落下时，膝关节的负荷为体重的 25 倍。关节软骨的周围有关节囊附着，关节囊有内外两层，外层是致密的纤维层，由结缔组织结构起稳定加固关节的作用，内层为滑膜层，可分泌滑液，关节腔为关节囊和关节软骨封闭起来的腔隙，腔内为负压，对关节的稳定性有一定的作用。另外，在关节周围或关节腔内有韧带组织，对保持关节的稳定性和防止关节损伤及脱位起着很大的作用。少儿时由于上述结构发育不完善及老年人关节囊松弛，组织退化均易发生关节脱位。

　　青少年应该特别关注自己的膝关节。我们长高，主要是四肢骨的增长，特别是下肢骨，在 15 岁以前长得很快。骨骼的生长点在骨两端的骨骺部位，尤其是膝部附近的股骨下端与胫骨上端骨骺，生长非常活跃。骨细胞增殖快，容易异变。这个部位就成为骨肿瘤的多发部位。

　　膝关节又是全身最大的一个关节，其内部结构复杂。关节前面覆盖着全身最大的一块骨头，关节内有内、外两块半

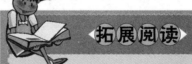

拓展阅读

适宜膝关节炎患者的运动方式

　　对有膝关节炎的人，游泳和散步是最好的运动方式。游泳是一项全身性的运动，对颈椎、肩关节、膝关节等都有保健作用。散步是一种最经济、最安全、最适宜长期坚持的运动形式，要注意的是，散步时步幅不要太大，速度不要太快，快步疾走容易加剧关节的磨损。

月板和前、后两根交叉韧带。青少年喜爱活动，特别是足球、篮球等激烈的运动，膝关节的负荷大，运动的幅度也大，容易受力而损伤膝关节结构，产生半月板破裂或韧带撕裂等症状。

膝关节的滑膜丰富，是类风湿性关节炎和结核的多发部位。从膝关节的特殊解剖结构和功能看，从骨肿瘤和关节炎症的多发部位看，膝部是青少年的一个"事故多发地段"。当青少年膝关节有肿痛、活动有障碍时，不可麻痹大意，应请医生治疗。

人体的所有骨头连同连接它们的软骨和韧带，就构成了人体的骨骼系统。

肌肉是身体运动的动力

肌肉被称作是人体的发动机，人们工作的动力。肌肉里约有 20% 是蛋白质，其余 60% 是水。可见，蛋白质是肌肉的主要成分。据统计，人的全身有 630 多块肌肉，总重量约占体重的 40%，经常坚持锻炼的人甚至占 50%；到了老年，肌肉开始萎缩，仅占体重的 25%。组成肌肉的细胞细而长，所以又称肌纤维。由于它们的收缩和舒展，肌肉才能执行各自的生理功能，产生力量。

基本小知识

肌肉的组成

肌肉由肌腹和肌腱两部分组成。肌腹是肌肉的主要部分，位于肌肉的中间，由许多骨骼肌纤维借助结缔组织结合而成。包在整块肌肉外表面的结缔组织称为肌外膜。肌腱位于肌腹的两端，由致密结缔组织构成。

我们身体的肌肉是全身进行各种运动的力量源泉。根据人体肌肉组织结构的不同，可分为 3 类。

　　第一类为骨骼肌，又称横纹肌，主要存在于躯体和四肢，通常附于骨骼之上，肢体的运动就依靠骨骼肌的收缩来完成。人体骨骼肌共 400 多块，它们的总重量约占体重的 40%。

　　骨骼肌受人的意志支配，称为随意肌，其收缩迅速有力，但容易疲劳。骨骼肌的工作方式有两种，一种是静力的工作，如维持站或坐的姿势时，保持静态平衡；另一种是动力的工作，如由于肌肉的收缩产生走、跳、跑、笑等动作。

　　骨骼肌包括肌腹和肌腱两部分，肌腱比肌纤维强固得多。骨骼肌在松弛时的抗张强度约为 5.44 千克/平方厘米，而肌腱的抗张强度为 611～1265 千克/平方厘米。所以当肌肉受到突然暴力时，通常肌腱不致断裂，而肌腹可能断裂。

　　骨骼肌并不是恒定的。经常锻炼身体的人可使肌肉更发达，而人到老年或长期不运动，可导致肌肉萎缩，力量下降。

　　第二类为平滑肌，主要存在于内脏器官，如胃、肠、支气管、膀胱、子宫等，也称内脏肌。

　　第三类为心肌，是心脏所特有的。

　　心肌和平滑肌不受人的意志支配，而受内脏神经的支配，同属不随意肌，能保持有节律地收缩，如心脏的持续跳动、胃肠的蠕动等，平滑肌收缩缓慢，但具有很大的伸展性。这两种肌肉的最大特点是缓慢持久，不容易疲劳，永不停息，一旦它们的收缩停止了，人的生命也就宣告结束。

　　那么，肌肉是怎样附在骨头上的呢？

　　一块典型的肌肉是中间粗，向两端逐渐变细。一块肌肉只让它的两端附着在骨头上。一块肌肉，有一端固定在不能使它移动的骨头上。这一处附着，叫作这块肌肉的起端。肌肉的另一端，附着在要使它移动的骨头上。这一处附着，叫作这块肌肉的止端。例如，上臂前侧的那块肌肉叫作二头肌。它的起端位于肩胛骨，而止端就在肘关节下方，位于前臂大拇指一侧的那块骨头上。一块肌肉末端，与一块骨头的实际连接，靠的是一种坚韧的形如短绳一样的组织，这种组织同韧带组织几乎完全一样。这样的连接绳，叫做腱。人体的所有肌肉，连同它们的腱，构成了人体的肌肉系统。

我们都知道，在劳动中增大力量的一个办法，是把力量加在一个杠杆上。杠杆这种装置能够增大力量或者增大移动的范围。人身体的关节，所起的作用就像杠杆，可以增大肌肉施加的力量，或者增大肌肉能够让一块骨头移动的距离。

如果你踮起脚尖抬高自己，你就是在使用一种杠杆。你小腿上的那些肌肉担当了抬起你整个身体的这项工作。如果你靠的是小腿肌肉通过直接牵拉去抬起你的身体，那么，你的小腿肌肉还远不够强。可是，你可以轻松地踮起脚尖抬高自己。这是因为，你的脚起了杠杆的作用。

在踮脚尖抬起自己时，你的重量直接压在你的胫骨落在踝骨的那一点上。你小腿上的那些肌肉向上牵拉你脚跟上的踵骨，从而使你的脚绕支点——杠杆绕其转动的那一点——向上转动。这个支点是由组成你的脚的跖球的那些骨头担任的（我们说我们用脚尖抬起身体，其实是靠我们脚上的跖球来抬起自己，脚趾只是起稳定作用而已）。

如果你弯下腰去捏一下脚后跟靠上一点的地方，你能摸到一根强壮的腱子肉。它叫作跟腱。正是跟腱，把你的小腿肌肉与你的踵骨连接起来。现在，你靠踢球抬起自己，你会感到你的小腿肌肉收得很紧，鼓了起来。因为它们在收缩，把你的脚跟向上拉。

肌肉是人体力量的源泉，各项运动的发动机，运动可以促进肌肉更发达。肌肉发动机的机械效率，是其他动力机器无法比拟的。如果进行比赛，准夺冠军。有人估计，人体全身的肌肉，如果朝一个方向收缩，其力量达 25 吨。

练气功的人一脚踢去，其冲力约有半吨重！而现代化的机器，燃烧燃料却只有 30% 的能量转变为机械能，绝大部分能量都浪费掉了。相比之下，前者谓"能"半功倍，而后者则是"能"倍功半。在肌肉中，心肌的劳动强度和持久性算是名列前茅了。一天 24 小时"马不停蹄"，日复一日地工作，若以每分钟跳 72 次计算，假若活到 70 岁，心脏就要跳动 25 亿次。

此外，男子与女子的肌肉也是存在差异的。从进化的角度看，动物在长期的进化过程中，雄性与雌性的身体结构因分工的不同也发生了差异。

雄性要猎取食物，抵抗入侵者，要在竞争中生存，就必须身强力壮。自然选择的结果使肌肉发达、骨骼粗壮的保存了下来，身体衰弱者被淘汰灭亡。

雌性怀孕生育，哺乳后代，其乳房发达，体态丰满，皮肤

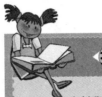

拓展思考

女性肌肉比男性肌肉更具耐力

以攀岩为例，肌肉发达的强壮男性攀登者可能会以为一直向上爬就好，因此攀爬的速度会很快。但前臂的肌肉很快就会缺氧，迫使攀登者放弃。攀岩是一项讲究个人的力量和重量的比率的运动，因此，小块肌肉更有利，只需承担自己的体重就可以了。肌肉较小的女性施力较小，对毛细血管的挤压也比较轻，同时肌肉更具有耐力。

细腻，骨盆比雄性宽大，但骨骼与肌肉的发育相对比雄性弱些。动物雌雄性的这些构造特点同样表现在人类身上。

▶ 万能的双手

记得有首儿歌唱道：我有一双万能的手，样样事情都会做……的确，人

的手是万能的：文能读书写字，表达感情，交流思想；武能生产加工，制造产品造福人类；大至驾驶宇宙飞船，小到穿针引线；医者救死扶伤，医治百病……总之，人靠手的帮助，创造了人间的一切奇迹。

　　人类之初，钻木取火，用的是手；锯树为轮，用的也是手；刀耕火种，猎兽为食，还是用手。人的手本身就是一个奇迹。它是人的重要感官，更是人创造一切的主体和工具。在 2000 多年前，德国某位哲学家就曾经说过："手使人聪明灵巧，使人能操纵一切东西。手是人的外在大脑。"很显然，人的手是头部之外的"第二大脑"。

　　从原始鱼类的胸鳍到人的手，其间进化了 4.5 亿年。开始的时候，原始人四肢并用，手脚几乎难以区分。后来，随着劳动的增多和高级化，原始人开始直立行走和生活，手脚渐渐明确分工。从此，手获得了自由，也有了不同于脚的专门用途。这反过来又大大加快了人类进化的速度。

　　然而，许多人不知道，大拇指在人的进化中有着巨大的作用。大拇指有一个球形关节，能与任何一个其他手指配对，做出各种各样细微、复杂的动作。大拇指是人 5 个手指中的灵魂，也是当之无愧的万能的手的老大。世界闻名的大物理学家牛顿曾对大拇指的作用有过精妙无比的评价："仅仅大拇指

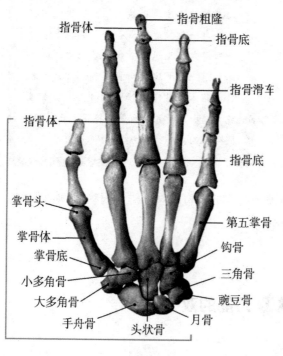

指骨体　——　指骨粗隆

——　指骨底

——　指骨滑车

指骨体　——

——　指骨底

掌骨头　——

掌骨体　——

掌骨底　——

小多角骨　——

大多角骨　——

手舟骨　——　头状骨

——　第五掌骨

——　钩骨

——　三角骨

——　豌豆骨

——　月骨

手骨结构

就能使人相信上帝的存在。"把大拇指的灵巧与创造万物的上帝相提并论，是绝无仅有的。

人的手为什么会那么灵巧？除了人的大脑指挥有方之外，手的特殊构造也是一个极为重要的原因。

一只手由27块骨头、28个关节和33块肌肉构成，当然还有包在外面装饰和保护功用的皮肤。手可分成手指、手背、手掌、手心、手根等几个部分。

人的一只手有5根手指，它们长长短短，粗粗细细，各不相同，而且每根手指都有自己的名称：大拇指、食指、中指、无名指和小指。

基本小知识

五指名称趣谈

拇指又称擘指、大指、巨指、大拇指，是手指中最粗大的一只，所以叫大拇指。食指又称示指、人指、盐指、头指，没有筷子的时候都是用这只手指头挖东西吃或是先尝尝看食物的味道，所以称之为食指。中指又称长指、将指，因为位于手掌中央，所以叫中指。无名指是一只用来戴戒指的手指，结婚后就会将人由无名份而变成有名份，因而就叫无名指。小指又称季指、手小指、尾指、小拇指，位于尾端最细小的一只手指头，所以叫尾指。

有趣的是，食指、中指、无名指和小指都分为3节，唯独大拇指却只有2节，这种结构有什么意义呢？

根据进化论知道，人是从古猿进化而来的。古猿生活在森林中，依靠四肢爬行，拇指或大足趾与其他四指（趾）分开，在树上进行攀缘活动时，具有3节的指或趾十分适宜，而一只有2节的拇指（趾）用处却不大。后来，古猿下地学会直立行走，上肢得到了解放，特别是当他们进化为人类之后，由于手经常使用工具，拇指变得十分粗壮有力。在人的手掌处，还产生一群发达的大鱼际肌肉，使拇指能与对面的其他四指配合活动。

正是这种进化的结果，现代人类的拇指，已成为作用最大的一个手指。

成语"首屈一指"的含义是最杰出者，就是指大拇指。的确是这样，根据科学家统计，凡是涉及手指运动的工作，几乎一半以上需要大拇指帮助。大拇指既能独立工作，又能与其他四指协同工作，如写字、拿碗筷、握枪等。

如此重要的大拇指为什么只有两节？科学家认为这种结构对它最适宜。因为大拇指倘若仅仅由一节组成，它与其他四指配合抓握物体就显得很不方便。如果大拇指是 3 节，那么它又会显得软弱无力，无法胜任一些力量较大的动作。所以说，大拇指的这种结构，是从猿到人进化上的合理结果之一。这里特别要提一下手根，因为许多人往往会对它视而不见。手根由许许多多块小骨头构成。

"月骨"这个颇有诗情画意的名字就在这些小骨头中，其他还有"三角骨""舟骨""豆骨"等。手根经一个所谓的"卡尔帕尔"隧道—— 一个狭窄的骨头通道和一根特别的神经与手臂相连。手，特别是手指的活动就是靠手根的通道与大脑相连，得到指令并反馈信息。据有关科学家研究统计，在人的一生中，一般手的开合次数高达 2500 万次。

手是非常敏感的，这是进化的杰作。每个手指的指尖能感知冷暖及其他各种不同的感觉，并向大脑进行报告。除此之外，手指及手的其他部分还有许多"感受器"。它们各司其职，有的专管皮肤伸张，有的专管震动，有的专管"造型"……当然，几万根神经末梢是敏感的手的最细小、最前沿的"哨所"。甚至连手上的茸毛也感觉敏锐。它像是手派出的哨兵，当物体还未触及手的皮肤之前，它就向大脑传递了即将发生的事情。

人的手能如此机动灵活，没有大脑的指挥或大啮几个部分的密切配合是根本不行的。就拿大拇指和食指拿起一颗花生这个简单的动作，大脑就要发出许多指令，并有 10 多块肌肉参与完成。至于弹钢琴、拉小提琴等高级动作，大脑与手及手指的配合就更为复杂细致了。

你若留意的话，可以发现大约有 90% 以上的人习惯使用右手。这是为什么呢？

人的大脑分左右两半球，左半球控制人的右侧，右半球控制人的左侧。

从解剖结构的表现看，左右半球是不均衡的，最明显的是颞平面，65%的人左颞平面较大，11%的人右颞平面较大，24%的人两侧等大。在某些高级功能上，右利的人，语言功能更多地依赖左侧大脑半球，称优势半球，具有从事文字符号分析方面的优势。而另一半球似乎是非优势的，具有从事空间关系方面的优势，如识别人的面貌、识别物体、识别音乐主旋律等。有70%的人，左脑占优势，按左脑支配右侧，故习惯使用右手的就成了大多数。使用右手多还有传统习惯的因素。

人使用右手还是左手，并不是先天的，是个体发育形成的，也是可以改变的。如有的习惯于用右手的财会人员，为了工作的方便，常练习用左手打算盘，这样左边计算、右边写字，大大节省了时间，提高了工作效率。

此外，人只要一迈开双脚，两臂就会很自然地轻微摆动。一般，双臂自然摆动是不费力的。即使是长途越野行走以后，两脚发酸，腿部肌肉已耗尽气力，这时我们的双臂仍会轻松地来回摆动。显然，这个动作是手臂肌肉有节奏地收缩的结果。走路时手臂为什么要摆动呢？

一开始，有人以为这样可以减少行走时消耗的能量。可是测定结果表明，手臂是否摆动对走路时消耗的能量丝毫没有影响。也有人提出，这样可以校正头部的位置。因为人走路时总是面向前方的，可是随着双脚的交替跨步，臀部会发生转动，这种转动会通过肩部传到头部，使人的头部在走路时左右转动，而手臂和脚交叉摆动，就可以抵消这种转动。但科学家经过精确测定后发现，人走路时即使手臂纹丝不动，臀部转动的角度也只有9度，到了肩部转动角度还会减小，最后头部只不过转动2度左右了，不会影响人体面向前方。当然，这个理由也就站不住脚了。

有些科学家联想到了人是从猿猴等四肢着地的动物进化来的，四肢着地的动物在行走时，前后肢交替跨步是很有规律的。人开始直立行走后，四肢动物的前肢成了人的双臂。有人做过一个实验，在人走路时把手臂绑住不动，结果手臂的肌肉仍旧有规律地收缩着。看来，人走路时摆动双臂是受四肢着地的动物行走姿势残留的影响，主要起协调和平衡走路姿势的作用。

◥ 脚部的护理与保健

脚的结构和手的结构是很相似的，不同的是脚部有一个重要的结构——足弓。

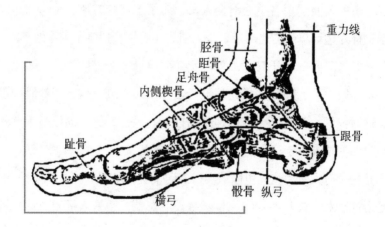

脚部及足弓示意图

在赤着脚走过的路上，每个人都会留下脚印。脚印中间总是有一个半月形的残缺，这个残缺就是人们的足弓。

人能够在崎岖不平的道路上行走自如，就是足弓的作用。没有足弓，医学上称为"平足症"，俗称平脚。平足症患者走路时会压迫足底血管神经，有可能产生足底麻木、疼痛和脚底发冷等症状。由于平脚板足弓塌陷，足部缺乏弹力，就不能长时间站立、长距离行走、弹跳和负重。那么，平脚是怎么产生的呢?

科学家告诉我们，足弓由跟骨、距骨、舟骨、骰骨、第 1～3 楔骨、第 1～5 跖骨、韧带和肌肉组成。凡是足骨、韧带和肌肉的异常，都可以引起平足症。例如，正在发育中的青少年，由于长期站立、长期负重、经常走远路、休息或营养不足，使足部疲劳，导致慢性劳损，肌肉和韧带萎缩，形成平足症。

另外，舟骨结节发育过长、第 I 跖骨过短等足骨先天发育异常，足部压伤或骨折，患小儿麻痹症、类风湿性关节炎等疾病，都可能引起平足症。父母有平足，子女常也有平足。

青少年时期多参加体操、跑步和骑自行车等活动，对预防平足症有一定效果。已经发生了平足症，就不适宜再穿无鞋跟的便鞋和凉鞋，应当穿有后跟的鞋或穿矫正鞋，也可以赤足用足尖走路或用足底踏在弹簧上锻炼，增强支持足弓的肌肉。

为了足部的健康，中小学生不宜穿高跟鞋。这是什么原因呢?

足是人体的基石，它不但要负担全身的重量，还要走路和跳跃，而鞋子是足的忠实保护者，起到健步、保暖的作用。高跟鞋是鞋子家族中的一员，穿上它能增添女性体形的修长。因而，为了追求美，有不少中小学生也穿上了高跟鞋。其实，处于生长发育期的中小学生穿高跟鞋弊多利少，甚至有害于健康。

所谓高跟鞋，一般是指鞋跟高于 3 厘米的鞋。由于高跟鞋的后跟细小，穿上后身体重量集中于很小的一点，处于生长发育期的中小学生，足弓发育尚未完善，但又具有好动的天性，穿高跟鞋会使稳定性下降，容易引起足与踝部的扭伤以及足部肌肉和韧带的劳损，久而久之会出现足和腰部的疼痛。鞋底后跟过高，还会使跟骨前端下倾，纵弓遭到破坏，容易造成平足。不仅如此，高跟将引起足尖塞在鞋的前端，可使本来不觉狭小的鞋显得狭小，时间长了可能引起各种脚趾疾病和前足掌部生鸡眼。更严重的是，少女长期穿高跟鞋，由于人体前倾，使腰椎非自然弯曲以求得全身的平衡，最终造成腰肌劳损，发生腰痛，甚至造成骨盆畸形，影响将来的分娩。

你知道吗

足 弓

人是唯一有足弓的脊椎动物，足弓的存在既表示了人的特征，同时也是人类进化过程中的一个标志。当人类的祖先自树栖生活移居平原，更为重要而有决定性意义的是发展到直立生活，手足有了明确分工。手主要从事劳动生产，足专司负重行走。为此足的结构和形态也发生了相应的改变。

由此可见，中小学生不宜穿高跟鞋。但是，鞋底过于平坦，也会使小腿肌肉过于紧张，人容易疲劳，行走时间长了，会感到下肢肌肉酸胀无力。科学家认为，适于中小学生的鞋跟以不超过3厘米为宜，造型犹如人的足弓，可使脚掌受力均匀，穿上它也不易疲劳。"千里之行，始于足下"，治学如此，人体的保健亦应如此。

人走路的时候，常常会留神自己的脚下，使身体沿着直线前进。在这里，起决定作用的不是双脚，而是大脑和眼睛。然而对于大多数人来说，左右腿肌肉发达的程度是不一样的：右腿上的肌肉总是比左腿的要发达一些，这就使人的右脚跨出去的步子大于左脚。假如一个男子右脚跨一步大约是66厘米，而左脚跨一步只有40～51厘米，那么右脚的步伐和左脚的步伐大致保持3∶2的比例。如果这个人向前走了10步：左右脚各走了5步，他的右脚前进了3.3米，而左脚只走了2.2米。在大脑和眼睛发挥作用时，行走者会不知不觉地做一些调整，比如身体向右转一些，脚尖向右摆一些，或者有意识地"命令"左脚跨出较大的步伐。

可是，在夜间大脑和眼睛不发生作用时，情况就不一样了：每走一步，身体就会向左偏移。最后，这个人行走的路线，成了两个完整的圆圈，外圈是他右脚的足迹，内圈是左脚的足迹。这就是人在旷野中走夜路时常常会兜圈子的原因。

  人在黑夜中划船也会向左面兜圈子，其中的道理也和上面说的差不多，那就是人的左右两臂肌肉的发达程度不一样。

  当你连续坐上几个小时后，除头脑发胀之外，还会感觉双脚发胀。与久坐相比，长时间站立不动就更不行了。例如，列队等候表演团体操、迎接贵宾或接受检阅，不消一两个小时，两只脚就发胀，时间再长些，足背还会肿起来。

  为什么久坐、久站脚会发胀呢？因为人体内的水分含量极高，约占体重的60%，年龄愈小，体内所含水分的比例愈高。这些水分在体内流来流去，分布必须保持恒定，并且不断流动才能保证血液循环及各种新陈代谢过程的正常进行。如果由于某种原因使体内液体发生回流障碍，它就会滞留在组织间隙中，这时，人体如果进行适量的活动，通过肌肉的收缩放松，会使液体恢复到平衡状态。例如，下肢活动时肌肉收缩，挤压肌肉中间的静脉，静脉内的血液就被挤向心脏。如果长时间坐着不动，没有肌肉的挤压，下肢静脉内的血液就不易流回心脏。要是长时间直立，由于地心引力的作用，血液会更加淤积在下肢静脉中，使静脉内的压力增加，毛细血管内的压力也随之升高，并促使血浆中的水分加速向组织间隙转移。由于下肢组织间隙中的液体回流少而生成多，滞留过多的结果是先使人感觉脚发胀，然后出现脚肿。因此，在长时间站着或是坐着的时候，你应该注意勤活动自己的双腿和双脚。

◑ 脊柱的保健和弯曲的预防

  我们知道，人的脊骨分为颈椎、胸椎、腰椎、骶椎、尾椎5个部分。其中颈椎骨有7节，胸椎骨有12节，腰椎骨有5节，骶椎、尾椎共有10节，人的脊骨从上到下共有34节。随着年龄增长，5块骶骨融合成一块骶骨，3~5

块尾椎则融合成一块尾骨，故成年人有24块独立的椎骨。

脊柱不仅仅是支撑你的身体、缓冲身体的压力和震荡以及保护内脏的器官。脊椎的病变也不仅仅是引起颈、腰部的疼痛和麻木，它还可以引起心律失常、头痛眩晕、胃痛腹泻、血压增高……目前发现，有超过百种的疾病与脊椎有关。对于青少年来讲，最容易发生脊柱弯曲。

那么，为什么青少年容易发生脊柱异常弯曲呢？我们不妨先做一个简单的试验：将两根同样长的嫩柳枝和枯老柳枝弯成两个圈，并分别扎好，

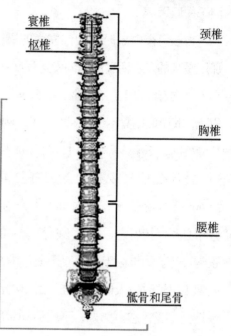

人体脊椎正面示意图

环椎
枢椎
颈椎
胸椎
腰椎
骶骨和尾骨

几天后松开，你会发现嫩柳枝比枯柳枝弯得厉害。由于儿童和青少年正处于生长发育阶段，骨骼较富有韧性，尤其是儿童的骨骼如同嫩柳枝一样，可塑性很大，容易弯曲变形。随着年龄的增长，骨骼不仅增长，而且变得粗壮、硬化。如果在少年儿童时期姿势不正，日后就易变成固定性的骨骼变形，等到年龄大了，矫治就很难收效。而成人的骨骼已完全骨化，像枯老柳枝一样，不容易发生弯曲畸形。

有些青少年，由于长时期坐的姿势不正，往往造成脊柱的畸形发育。姿势不正，有客观的原因，也有主观的原因，如有些少年儿童不是好好地坐着，而是习惯地用一只手臂支着头斜靠在书桌上看书，这样，长时间以单侧上肢作支柱会使脊柱偏倚；也有的是因长期一侧肢体负重，如固定一侧肩挎、手提书包，或长时间单手拎重物等，躯干为保持平衡而偏倚；或者长时间坐在

教室前排两侧，为了看清黑板，常要歪头侧肩而造成偏倚。以上这些行为容易引起脊柱侧曲。如果因为课桌过低，两肘不能自然平放在桌面上，以致看书时躯干重心向前，头向前倾，则容易引起脊柱异常后凸而形成驼背。少数人长时间坐在教室前排，距黑板太近，头过于后仰或长时间的过分挺胸，使正常脊柱弯曲消失而造成直背畸形。

脊柱异常弯曲畸形不仅影响体态的健美，而且还会影响

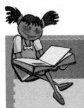

拓展阅读

脊柱负荷

脊柱的负荷为某段以上的体重、肌肉张力和外在负重的总和。脊柱的负荷有静态和动态两种。静态是指站立、坐位或卧位时脊柱所承受的负荷及内在平衡，动态则指身体在活动状态下所施于脊柱的力。这些负荷需要相应的关节、韧带和肌肉来维持。不同部位的脊柱节段承担着不同的负荷。由于腰椎处于脊柱的最低位，负荷相当大，又是活动段与固定段的交界处，因而损伤机会多，成为腰背痛最常发生的部位。

人体心肺等重要内脏器官的发育。有脊柱弯曲畸形的青少年，他们的活动力往往受到限制，容易疲劳，肺活量减小，心血管功能和血液循环受到妨碍。因此，对青少年来说，应从小注意保持正确的姿势，以利长好身体。

▶ 身高的变化

如果把人的生长发育过程比喻为马拉松长跑的话，那么，出生的那天是起点，进入成年为终点。通常人们将女18岁、男20岁当作成年的界限，而实际上每个人的成年标准并不一样。只要留心观察一下便可发现，同年龄的小儿身体成熟度是不一样的。作为家长不妨回忆回忆自己长个时的过程。有

的人会说，我在小学六年级时是全班最高的，到了高中却成了全班最矮的了。有的人六年级时还是班里的小豆豆，但到了高中阶段猛长，全班都要"仰视"他。由此可见，只按年龄评价小儿的生长发育情况是不够可靠的，那么，用什么办法让人们准确地知道一个人是否成年了呢？测量骨龄能较准确地反映身体成熟度。研究人员按照手腕部骨骼在不同发育阶段的 X 线表现进行评分，制定了骨龄计分标准，使骨龄测定量化。

骨龄计分为1000，标志着人体发育成熟。如目前计分为 600（相应的骨龄男为 11.8 岁，女为 8.7 岁），揭示身体成熟度已达 60%。例如有甲、乙两个小孩，年龄都是 12 岁，现在甲比乙高，但将来仍然这样吗？不一定。如果甲现在骨龄是 15 岁，乙现在骨龄是 11 岁，则余下的生长期乙比甲多，以后很可能乙比甲高。再如有两个小孩，现在的个头一样高，年龄、性别又一样，他们以后谁更高些呢？一般而言，骨龄小的可能比骨龄大的长得高。因为他们可用较少的生长期来获得较多的增高量。

基本小知识

身高增长的基本情况

在正常的情况下，人出生时身长为 50 厘米左右；1 周岁内是身高增长的第 1 次飞跃，能长到 75 厘米左右；2 周岁时长到 85 厘米左右；3～7 周岁每年增高 6～15 厘米。大多数人到 11～12 周岁时，会长到 155～140 厘米。青春期是第二次身高增长的飞跃期，这一时期，有人每年可增高 6～7 厘米，甚至增高 10～13 厘米。青春期后，身高增长速度明显放慢，女孩 18～23 周岁，男孩 22～25 周岁时基本停止。

测量身高是定量的，测定骨龄用计分法也是定量的。故以身高、骨龄监测身高的方法是最可靠和最简便易行的。

从出生一直到青春期，人的身高在不停地生长，但是，到了青春期以后人体就基本不再长高。然而，同样一个人在同一天内，早晨和晚上的身高不一样，而且总是早上刚起床时的身高要比晚上略高一点。

人们不禁要问，为什么一天中，人的身高会发生变化呢？原来，这与构成人体身高的关节组织和韧带的松弛收缩有关。

身高是表示人体立位时的总高度，它由头颅、脊柱、骨盆和下肢等四部分组成，而这些部分又通过关节和韧带相连接。与人体一天中身高变化关系最为密切的要数脊柱。因为它是人体的中轴，由24个椎骨、一个骶骨、一个尾骨，依靠韧带、椎间盘及椎间关节连接而成。其中椎间盘是位于两椎之间的盘状软骨，坚固而富有弹性，除连接椎体外，还可以承受压力，减缓冲击以保护脑髓，并有利于脊柱各种方向的运动。

经过白天的工作和学习后，全身各肌肉、关节和韧带都处于紧张和压缩的状态，脊椎骨紧紧靠在一起。但通过一整夜的睡眠休息，具有弹性的椎间盘没有了压力而得到放松，这样，脊柱就会因为放松而变得稍稍长一些，便出现"早高晚矮"的有趣现象。

导致人高矮的因素很多，除与遗传有关外，后天的一些条件对身高也有影响。例如气候条件、生活习惯、营养、体育锻炼等，其中尤以运动的助长作用更不容忽视。

经常参加体育锻炼，有助于脊椎骨发育和四肢骨骼的增长。从医学角度来说，长高取决于骨骼的生长发育，尤其是下肢骨骼；而骨骼的生长有赖于骨端骺软骨的增生，运动可对骺软骨起到良好的刺激作用，

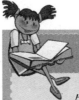

拓展阅读

生活习惯可以影响身高

据有关资料报道，日本人从1892—1926年的34年之间，平均身高增加了2.23厘米。主要原因在于过去绝大多数日本人有盘膝而坐的习惯，后来，盘膝而坐逐渐被坐椅子所代替，这就促使了下肢骨骼的生长发育。另外，身体姿势也影响身高。

因而，持之以恒的锻炼可以使个子长高一些。

从少年时代就开始体育锻炼，对身高的增长效果特别显著，一般可以增长 3～4 厘米，甚至更高。

那么，哪些锻炼对增高最有帮助呢？首先是跳跃性较强的运动，如跳高、跳远、篮球、排球等。

其次是游泳，腿部的蹬夹和强力的屈伸，能起到强筋健骨、牵伸肌肉和韧带的作用。

再次是跳绳、跳橡皮筋，这种简便而又使少年儿童深感兴趣的活动同样可以刺激骺软骨、韧带和肌肉，使之发育良好。

确切地说，只要根据人的年龄、性别、健康状况、兴趣爱好，科学地选择锻炼，都有良好的效果。一般来说，学龄初期儿童的锻炼应以速度和灵敏为主，不宜多安排耐力和力量的练习，而年满 17～18 岁的青年可进行负重练习，这时对骨骼发育的影响已不太大了。

预测一个人成年时能长多高，有多种方法，最简便的方法是根据父母身高预测：儿子的成年身高范围 =（父高 + 母高 + 10）÷2 ±8 厘米；女儿的成年身高范围 =［母高 +（父高 - 10）］÷2 ±8 厘米。但此法未考虑后天因素，实际上只能代表遗传高度。后天有利影响可使成年身高达到或超过遗传高度的上限；若是相反的情况，则可能使孩子成年后身高低于下限。家长应尽可能地提供给孩子良好的生长环境，寻找并消除影响下一代成长的不利因素。

此外尚有"目前身高预测""目前足长预测身高""多因素预测"等多种办法。

现在所知，年龄、身高、骨龄是最基本的预测因素。三者各自从增高过程已经历的时间、已达到的高度、已消耗的生长期时间的多少提供预测信息，因此互相配合后总体预测效果更好，准确度更高，对于青春期开始后的青少年尤为可取。

维持生命的动力——
血液循环和呼吸交换

　　血液就像人体内的河流一样，不断地沿着血管流淌，滋养着人体。

　　我们的身体就是通过血液周而复始的流动，把氧气和营养物质输送到全身各处，同时将人体内的二氧化碳和代谢产物收集起来，输送到排泄器官，进而排出体外。

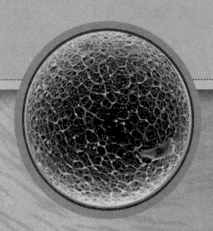

心脏结构和功能

心脏是人体的生命之泵，从胚胎形成时起，它就很有规律地、夜以继日地跳动着，伴人终生，直至生命最后一刻。我国医学很早就研究心脏之重要，说"心主血脉"，为"五脏六腑之大王"。显然，心脏停止跳动，人就死亡。所以说，心脏是生命之源。

心脏尽管一直在人的胸膛里跳动，如果不是心脏外科医生，普通人是很少有可能看到它的模样的。人心脏的颜色为红棕色，形状像只倒放的桃子；或者说，当你用右手握笔写字的时候，手背就相当于心的底部，手指前面就相当于心的尖部。要是你握起拳头，那么，心脏基本上就像拳头那般大。它重为250～540克。

我国古代医书记载："心重11两（两：古代计重单位）"，是符合实际的，由此也可看到，我国古人大约早就进行过人体解剖并对器官进行过测量了。

心脏位于胸腔左上方，心肌形似前后略偏的圆锥体，表面被心包所包绕，位于胸腔中部偏左侧，心尖贴近胸壁，在左乳头下方可看到心尖的搏动。心脏斜挂在胸膛偏左的部位，只有 $\frac{1}{3}$ 在右侧。心尖部在左边第五根肋骨旁边。体形偏瘦的人，可以在这个

你知道吗

心脏为什么会跳动

心脏中的心肌细胞有两种类型。大多数为普通心肌细胞，在受到刺激以后，它们将发生收缩；刺激消失以后则又舒张开来。这样的一次收缩和一次舒张合起来，便组合成了心脏的一次跳动。另一些细胞为特殊心肌细胞，它们能够按自身固有的规律，即自律性，不断地产生兴奋并传导给普通心肌细胞，对其进行刺激，使之收舒。

部位看见心尖一次次撞击胸壁的情景。但不论男女老少，体胖体瘦，都可以在这个部位感受到跳动着的心脏。医生对心脏进行检查时，这里是重要的听诊部位之一。

心脏是由心肌组成的，可分为左右心房、右左心室4个腔，同侧心房与心室间有瓣膜相通，但左右心房间、左右心室间正常是互不相通

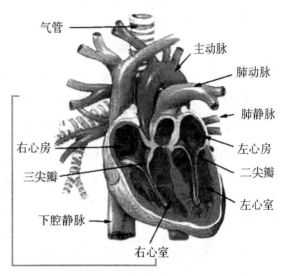

心脏的结构

的，分别有房间隔、室间隔分隔开。又可分为左右心。右心内容静脉血，左心内容动脉血。

心脏由强有力的心肌组成，当左心室收缩时，就把血液沿着血管挤压到全身，送去养料和氧气。循环一周，血液回到右心房并进入右心室。当右心室收缩时，把血液排到肺里，释放二氧化碳，接受新的氧气，最后经过左心房又回到左心室。由于心房与心室之间有活动的瓣膜，随着心脏的收缩和舒展，瓣膜也相应的开闭。这些像水泵上活塞一样的产率膜，控制着血液流向一个方向，不能倒流。这样，血液在心脏这个"泵"的推动下川流不息，循环不止。

心脏还有一个特殊结构叫窦房结，位于右心房外侧，它是心脏有规律收缩的起搏点。当窦房结发出信号，心脏就开始收缩，右心房将血液排入右心室，右心室将血液挤入肺动脉到肺，经气体交换后，回到左心房及左心室后射入主动脉输送到全身。以上这个过程是心脏在一个收缩舒张期同时完成的，由于心脏内每一个出入口都有瓣膜，瓣膜也随着心脏收缩舒张而开闭，所以血液只能向同一个方向流动，不可能倒流。

正常成人安静时的心跳在 60~100 次/分，心脏每跳动一次，可输出

70 毫升血液，如要按心跳 75 次/分计算，每分钟可输出 5000 ~ 6000 毫升血液，如果进行体力劳动或体育锻炼，心跳加快，每分钟的输出血量还会增加。心脏就是这样日复一日，年复一年不停地跳动着，维持着人的生命。

心脏是人体生命之泵，心脏的不断收缩和舒张，促进了血液在血管中的流动，保证了氧气和养料运送到身体各细胞，同时把二氧化碳和废物运到肺和排泄器官排出。心脏一生在不停地工作，因此，它所需要的氧气和营养也是十分多的。一个成年人的心脏，大小像自己的拳头，重约 300 克，只占体重的 0.5%，但供应心脏肌肉的血液，却占从心脏输出血液主动脉血量的 $\frac{1}{20}$。当人体进行剧烈活动时，进入心脏自身的血液最多，可占总输出量的 40%。

心脏的保护和疾病的预防

我们的心脏还会发音呢。心脏的左心房与左心室有一道"门"；右心房与右心室之间也有一道"门"。左右心房、心室与外面相通的地方都有"门"。这些"门"都是光滑、柔软、富有弹性的瓣膜，我们不妨称之为"瓣膜门"，它随着心脏的跳动而"开门""关门"，目的是根据需要"收进"和"放出"血液。当心肌收缩、血液流动和"瓣膜门"开闭时，会产生一些声音，这就叫作"心音"。

要是你有机会把耳朵贴在别人的左胸，你就会听到"咚哒、咚哒"的清晰声音。这就是心脏跳动的响声。在每一个人的胸膛里，心脏都在欢唱这生命之歌。

不过，虽说心脏歌唱不止，可它的歌声很低，连你自己也听不到。医生要想听听心脏讲些什么，就得依靠他那小小的听诊器。假如用特殊的仪器把这声音记录在移动的纸上，那就是"心音图"了。

在正常情况下，"心音"是平稳、柔和、悦耳、有节律的，它不应有异样的杂音。

假如血液在流动中遇到干扰和阻碍，就会形成漩涡，从而引起杂音。虽说杂音并不一定表明心脏有病，但杂音常常表明心脏可能有某些问题。

医生仔细在病人的胸前背后听来听去，一般就是寻找和判断杂音的意义，寻找和判断心脏在搏动中有无异常，因何异常。

实际上，杂音通常是在向医生报告："瓣膜门"关闭不全，"门"上有孔、断裂或狭窄，乳头肌或腱索破裂，房间隔或室间隔穿孔等。

心脏有了炎症、梗塞、漂浮物……都会产生各种各样的杂音。例如风吹、鸟叫或雷鸣，有的似哨笛声、提琴声、拉锯声、马蹄声、皮革摩擦声……

医生是心脏的"知音"。医生常会根据杂音的诉说，作出正确的诊断。

为什么人的心脏要长在身体的左侧？科学家曾长期探讨过这个问题。有学者于1996年指出，根据他们的研究，这与一种"偏左"基因有关。"偏左"基因控制着"偏左"激

趣味点击　心脏有记忆

众所周知，大脑是记忆的器官。那么，心脏怎么成为记忆的器官呢？研究发现：人类的心脏也有某种"思考和记忆功能"。这正是许多接受心脏移植的患者突然性格大变的原因。

素，偏左激素则导致心脏长到了左边。并认为这种偏左激素在胚胎中就有了。

心脏前面有坚固的胸骨，后面是食道、大血管和脊椎骨，两边有肺脏，大家都在保护着它，因为心脏是我们的命根子。不过，前胸胸骨之间的肌肉和皮肤是单薄的，通常只有两三厘米厚，所以，心脏仍然容易受到伤害。无论中外，古代的战士胸前常佩有"护心镜"或"护心盔甲"，目的就在于保护这一重要器官。今天，我们也要严防在心脏部位发生意外事故。

心脏自身有一套血管输送养料和氧气。冠脉循环是一套相当完善的血液

循环系统，在主动脉的基部，左右各有一支小血管分出。右侧一支叫右冠状动脉，沿着右侧绕向右后方，终止于心尖部，分支布满心脏的右半边。

左侧一支叫左冠状动脉，它又分成两支。一支沿心脏前面到达心尖，另一分支由左边绕向心脏的左后面，也一直到心尖，主要分布在心脏的左半边。

左、右冠状动脉在心脏表面和心肌内部形成一个密密麻麻的血管网，覆盖着整个心脏，血管又汇集成冠状静脉直接开口进入右心房。

冠状动脉中的血流量极不均匀。当心脏收缩时，冠脉循环小血管被压挤，这样冠状动脉的血流量就跟着减少，而当心脏舒张时，冠状动脉解除了压迫，血流量又增多加快起来。由于冠脉循环的血管短而细，血流快而急，很容易发生冠心病，轻微者出现胸闷，气喘。

如果出现心肌暂时性缺血，可能引起心绞痛。如果严重起来，血管被堵塞，发生神经性痉挛，血液不能流通，这就是心肌梗塞，会危及生命。

人的心脏跳动不仅依赖于心肌的收缩，也与心脏的传导系统有关。心脏的传导系统包括窦房结、结间束、房室连接区、心室内传导系统等。心脏传导系统发生任何故障，均会引起心率的快慢或节律改变。

心肌的窦房结起搏细胞在没有外来刺激的情况下，能自动而有规律地产生冲动，称为自律性。每分钟产生冲动为 $60 \sim 100$ 次。窦房结是正常生理的起搏

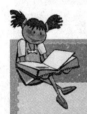

拓展阅读

心脏不好的征兆

（1）舌头溃疡。舌和心脏的关系最为密切，如果舌头溃疡，通常认为是心脏有内火，或是火毒。

（2）额头长痘。额头是心脏管辖的一个属地，心火旺盛成为火毒时，这个属地就会出现很多痘痘。

（3）失眠，心悸。心脏处于不停的工作中，当火毒停留于心而无法排除时，睡眠就不会安稳。

（4）胸闷或刺痛。心脏内出现瘀血也是一种毒素，轻一些的是胸闷，重一些的则会出现刺痛。

点，由窦房结产生冲动的心律称为窦性心律。

当窦房结因病变而不能控制心脏，心房、房室连接区或心室内的潜在起搏点才可发生冲动，控制心脏，称为异位搏动或异位心律。

当窦性心律频率超过每分钟 100 次时，称为窦性心动过速，其起因可为生理性、病理性或药物作用 3 种。

生理性因素包括情绪激动、剧烈运动、体力劳动，饮用烈酒、浓茶、浓咖啡或多吸烟等。

知识小链接

吸烟可导致心脏病发生

烟草中的烟碱可使心跳加快、血压升高、心脏耗氧量增加、血管痉挛、血液流动异常以及血小板的粘附性增加。这些不良影响，使冠心病发病率高出不吸烟者的 3 倍，而且吸烟还是造成心绞痛发作和突然死亡的重要原因之一。

病理性因素包括感染、发热、贫血、休克、甲状腺机能亢进、心力衰竭、出血、心脏神经官能症等。

▶ 血液，维持生命的 "河流"

血液就像人体内的河流一样，不断地沿着血管流淌着，滋养着身体，维持着人们的生命。血液是一种红色黏稠的液体，正常成年人的血液总量约占体重的 8%。一个体重 60 千克的人，血液总量约为 4800 毫升，一般男性血量比女性稍多，但女性在妊娠期间血量增加。如果一次失血不超过总量的 10%（300～400ml），对人体健康无明显影响，可很快恢复正常，但如果失血超过30%，可能危及人的生命，所以血液在人体内是十分宝贵的。

血液由血细胞和血浆组成。血细胞只占血液的 $\frac{1}{3}$，其余 $\frac{2}{3}$ 都是血浆。

血细胞有红细胞、白细胞和血小板。各种血细胞有不同的功能，也有不同的形态。

红细胞在血液中含量最多，由于它含有血红素，才使血液呈红色，血红素的性格十分活跃，它既能和氧结合在一起，也能和二氧化碳结合。和氧结合时，血液就变得鲜红，和二氧化碳结合时，血液就变得暗红。

血红素既能和它们很快地结合，而且还能够和它们分开。当红血球流经肺里的时候，它就跟氧结合在一起并把氧运送到人体全身的各个角落里，让肌肉、骨骼、神经等细胞得到氧气，能够正常地工作。红血球把氧气送出后就很快地和氧气分离，立刻带走了这些细胞排出的二氧化碳，运回肺部呼出体外。

红血球就是这样忠诚地把氧气运输给人身体组织的各部位，再从各部位运送出代谢产物二氧化碳，所以我们说：红血球是我们人体内不可缺少的"运输队"。

成熟的红细胞呈双面凹的圆盘状，直径约 7.5 微米。它能运输氧和二氧化碳，参与人体内的气体交换，其寿命约为 120 天。成年男子每立方毫米血液中平均有 500 万个左右的红细胞；100 毫升血液中含血红蛋白 12～17 克（女性略低）。如果把血液中的全部红血细胞连接起来，能绕地球转三圈。

白细胞为无色有核的细胞，静止时为球形。在生活状态下，白细胞能以变形运动穿过毛细血管壁，进入周围组织内。按白细胞的细胞质内有无特殊颗粒，可将白细胞分为粒细胞和无粒细胞。

粒细胞根据特殊颗粒的嗜色性不同，又分为中性粒细胞、嗜酸粒细胞和嗜碱粒细胞。

中性粒细胞有很强的变形运动和吞噬异物的能力，并能直接杀死细菌，在人体内起重要的防御作用。

嗜酸粒细胞内含有组胺酶、水解酶等，可减轻过敏反应并杀伤寄生虫。嗜碱粒细胞含有肝素、组织胺和慢反应物质等。

　　无粒细胞中绝大多数为淋巴细胞，功能多与免疫有关。另一种无粒细胞是单核细胞，有较强的变形运动和吞噬功能。其进入结缔组织内能分化为巨噬细胞。

**基本
小知识**

单核细胞

　　无颗粒白细胞无细胞质颗粒，但有圆形细胞核，包括单核细胞和淋巴细胞。单核细胞是血液中最大的血细胞，具有明显的变形运动，能吞噬或清除受伤、衰老的细胞及其碎片。单核细胞还参与免疫反应，在吞噬抗原后将所携带的抗原决定簇转交给淋巴细胞，诱导淋巴细胞的特异性免疫反应。

　　白细胞是一般较红细胞略大，但数目却比红细胞少得多，正常成年人每立方毫米血液仅有 4000 ~ 10000 个。白细胞数量的多少，常受生理和疾病的影响。所以医生常把它作为判断某些疾病的重要依据。当身体某处受伤，侵入了病菌，就有大量的白细胞穿过毛细血管壁，聚集在伤口的周围吞食病菌，同时伤口周围也出现红肿现象。病菌被消灭，炎症消失，伤口也就愈合。白细胞在战斗中吞食了很多病菌，自己也中毒身亡，伤口流出的浓液，主要是由死亡的白细胞组成。因此，白细胞算得上是保卫人体健康的忠实卫士。在预防疾病，保护健康中，淋巴细胞是与白细胞并肩战斗的一支主力军。淋巴细胞占白细胞总数的 20% ~ 45%，一般也是漫游在血液中的，一旦遇到病原体或癌细胞，甚至在细胞内寄生的细菌、病毒、霉菌时，都能产生或分泌淋巴因子或抗体将异物团团围住，全部歼灭。

　　血小板是防洪堵口的工兵。呈不规则形，大小不一，平均寿命为 7 ~ 14 天。

　　血小板是血液中最小的有形成分，虽然体积小，但它能与血浆中的其他凝血物质——钙离子和凝血酶等，共同促进止血和加速凝血，血小板喜欢成群结队，人体一旦受伤流血，它们犹如防洪工兵，一拥而上奔赴现场，几秒钟内成群地聚集粘着在伤口和附近血管上，形成血栓，像小塞子一样堵住伤口。血小板还能依靠自身内收缩蛋白的作用，把血凝块变得又紧密，又结实，牢固地堵住伤口。正常成年人每立方毫米血液中有血小板 30～40 万个。患某些疾病时，血小板数量会减少，因此伤口流血不易凝固。当每立方毫米少到 3～5 万个以下时，皮肤便会无缘无故地出血。人体上有时出现不规则的淡紫色斑块（紫癜），就是血小板减少的一种表现。

基本小知识

血小板

　　血小板是哺乳动物血液中的有形成分之一。形状不规则，比红细胞和白细胞小得多，无细胞核。血小板在止血、伤口愈合、炎症反应、血栓形成及器官移植排斥等生理和病理过程中有重要作用。

　　有时，走路不当心摔一跤是常有的事。有时候一点也没什么，爬起来就能走。有时候却会摔得站不起来，除了感到疼痛以外，摔伤的皮肤处还会出现一块乌青。乌青块，是皮肤血管破裂引起皮下溢血的结果。

　　皮肤里的血管非常多，并且这些血管都具有共同的特点：管腔细小而管壁薄。这些小血管是经不起外界压力的。如果我们跌一跤只是臀部着地，一般不会发生乌青块，因为臀部皮下脂肪多，缓冲作用大。如果我们小腿前面或者手臂外侧等皮下脂肪少而骨头与皮肤紧贴之处受到碰击的话，那就必然会出现乌青块。因为皮肤受外力的突然袭击而它后面又是硬邦邦的骨头，缺少厚软的皮下脂肪作缓冲，皮下组织内的血管就会破裂，并从血管中流出血来。

　　我们知道，皮肤若被刀割破，伤口处会流出鲜红的血，可皮下血管流出的血液，因为受到皮肤的阻挡而无法流到体外，只能聚集在破碎血管的周围。虽然，它刚流出时也是鲜红色的，但外面有一层皮肤遮盖，再加上血液中的血红素在体内发生变化，所以看上去便成为青黑色了。这就是乌青块形成的原因。

还有的时候，人常常会有面红耳赤的时候。譬如，遇到陌生人怕难为情的时候；考试碰上个难题想不出来的时候；初次上讲坛演讲的时候，和人争辩得激烈的时候……反正，在很多场合我们会面红耳赤，并且心跳加快。

引起面红耳赤心跳加快的原因很多，不过仔细分析起来，多半是情绪上发生波动的缘故。

例如，当几个人坐下来讨论一个问题，刚开始时大家总是心平气和的，脸色不会变。但是在意见分歧的时候，就会彼此争论。相反的意见不能统一，必然越争越厉害。争得越厉害，情绪越激动，精神也就越紧张。情绪上的变化和精神上的紧张对大脑皮层来说，都是兴奋性刺激。由于大脑皮层的兴奋，引起了交感神经系统的兴奋。交感神经系统兴奋又促进肾上腺髓质分泌更多的肾上腺素。两者的共同作用，一方面使心脏搏动加强、加快和血压上升；同时又使肌肉和皮肤血管扩张。心脏搏动加强、加快，我们就会感到心跳；皮肤血管扩张，我们就会面红耳赤而浑身发热。等到争辩结束，激动的心情恢复，紧张的精神趋向松弛，那时，心跳也慢了，脸也不红了。因为这时候大脑皮层的兴奋过程，已经随着情绪和精神状况的平稳而过去了。

▶ 血型， 人体的烙印

血型是人体血液的类型。每个人都有特定的血型，因此它是人体的烙印。血型划分大约有 10 多种，但是，人群中以 A、B、AB 和 O 型这 4 种为常见。血型的划分是根据人的红血球上 A、B 两种物质而确定。其中有 A 物质的人就叫 A 型血，有 B 物质的就叫 B 型血；两种物质都有叫 AB 型血，哪一种都没有的叫 O 型血。据研究，人群中 A、O 型血较多，最少的是 AB 型血。

医院里常见到需要输血的病人要查血型，一般病人的血型决定了能输血的种类，除了相同的血型能输血外，A 型或 B 型血可以输给 AB 型血的人，

AB 型血就不能输给其他血型的人，而 O 型血可以输给任何血型的人。如果不慎输血错误，病人就会有生命危险。

血型犹如打在人体上的烙印，一辈子都是不变的。军人领章的背面也记有本人的血型。这样，在紧急情况下可以尽快进行输血抢救；公安人员破案时，根据罪犯所留血迹检查血型，以便缩小目标，抓获真正的罪犯。输血必须先查明献血者和受血者的血型。同型

趣味点击　动物也有血型

过去人们认为只有人才有血型，现在已知狗、鸡和许多动物都有血型系统。生长在美国的角鲨有 4 种血型。大马哈鱼至少有 8 种抗原类型或类型的组合。家畜也有血型，马有 4 种，牛有 3 种，猪也有 4 种。

血输血最安全，不会发生血凝现象，AB 型血内没有凝集素，故不能把血输给其他三型血的人；O 型血内没有凝集元，可把血输给任何血型的人，却不能接受其他三型人的血。

很久以前，人类根本不知道有血型这回事，病人需要输血，任何健康人都可以输给他，可是这样一来，很多输进血的病人，病情反而迅速恶化，甚至莫名其妙地死去。这种现象引起了科学家们的重视，他们敏锐地意识到，血液中一定含有某些不为人知的物质，是引起输血事故的根源。

经过无数次的试验，直到 1902 年，奥地利病理学家兰特斯坦纳，终于揭开了血液的秘密，提出了血型的概念，并把人类的血液分为 O 型、A 型、B 型和 AB 型四大类。

现在我们已经知道，在血型不合的人之间输血，会引起血液凝集反应，导致红细胞皱缩变形，引起生命危险。这是因为血浆里含有能起黏合作用的凝集素，而红细胞里则含有能被黏合的凝集原。凝集原有两种，A 和 B；凝集素也有两种，α 和 β。A 和 α、B 和 β 是两对冤家，碰到一起就要打架，扭在一起便会产生凝集反应。

　　输血时，输入的血浆内所含的凝集素被病人体内的大量血浆所稀释，并且很快被破坏，不会兴风作浪，独有藏在红细胞里的凝集原，输到病人体内后到处走动，遇到冤家就要出乱子了，所以血型主要根据红细胞里凝集原来决定。

　　人的血型分为 A 型、B 型、AB 型和 O 型 4 种：凡红细胞里含有凝集原 A，血浆里含有凝集素 β 时，为 A 型；红细胞里含有凝集原 B，血浆里含有凝集素 α 时，就是 B 型；红细胞内既含凝集原 A 又含有凝集原 B，而血浆里一种凝集素也不含时为 AB 型；红细胞里不含任何凝集原，血浆里有凝集素 α 和 β 存生时，称为 O 型。

　　由此可见，人体自身的血液里 A 和 α、B 和 β 两对冤家没有碰在一起的机会；A 型血不能输给 B 型血的病人，因为这时输入的红细胞内含有凝集原 A 会和 B 型血的病人血浆中存在的凝集素 α 相遇。同样道理，B 型血也不能输给 A 型血的病人，因为 B 型血的红细胞内含有凝集原 B，遇上 A 型血病人血浆中的凝集素 β 时也要出乱子——发生凝集反应。

　　O 型血的红细胞内因为不含任何凝集原，不会被任何类型的血浆所凝集，因而可以输给随便哪一个人，所以它有"万能血"的称号。

　　AB 型血的血浆中，不含有任何一种凝集素，不会凝集外来任何类型血的红细胞，因而，可以接受不论哪种类型的血，所以从理论上讲，可以称为"全适受血者"。

　　根据以上理论，A 型血可以输给 A 型和 AB 型血的人；B 型血能输给 B 型和 AB 型血的人；AB 型血只能输给同样血型的人；O 型血则可以输给任何血型的人。但实际上，输血最好是在同样的血型者之间进行。

　　另外，血型还可以遗传，即父母与子女之间的血型有一定的关系，如父母均是 O 型血，子女也应该是 O 型血，不可能是 A 型、B 型和 AB 型，这在法医学鉴定上有一定的作用。如果犯罪分子在作案现场留下血迹，可根据血型进行破案。但血型与人的性格以及事业成败毫无关系。

　　美国科学家认为，人类的血型是由进化决定的。我们的 4 种血型——O

型、A 型、B 型和 AB 型并不是在所有的人身上同时出现，而是由于不断进化和人们在不同气候地区定居下来后逐渐形成的。在寒冷的年代，由于草原上可供吃用的东西匮乏，游牧部落不得不去适应新地形所能提供的新食物。由于新的饮食结构出现，人的消化系统和免疫系统也会随之有所变化，紧接着血型也会有所变化。

完全有可能出现一种新血型，比如说 C 型。只有这种有新血型的人才能在人口过于稠密、自然资源所剩无几的严重污染的世界上生存下来，因为那时原先那 4 种血型，也就是说，有好几十亿甚至上百亿的人将抵挡不住这种日益加剧的生态灾难，他们会很快消失。

稀有血型就是一种少见或罕见的血型。这种血型不仅在 A、B、O 血型系统中存在，而且在稀有血型系统中也还存在一些更为罕见的血型。随着血型血清学的深入研究，科学家们已将所发现的稀有血型，分别建立起稀有血型系统，如 RH、MNSSU、P、KELL、KIDD、LUTHERAN、DEIGO、LEWIS、DUFFY 以及其他一系列稀有血型系统。

还有一种叫孟买型的稀有血型系统，在这种血型的红细胞上，没有 A、B 和 H 抗原，但在血清中却同时存在 A、B 和 H 抗原 3 种抗体。

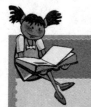

拓展阅读

Rh 血型系统

Rh 是"恒河猴"外文名称的头两个字母。科学家在 1940 年做动物实验时，发现恒河猴和多数人体内的红细胞上存在 Rh 血型的抗原物质，故而命名的。凡是人体血液红细胞上有 Rh 抗原（又称 D 抗原）的，称为 Rh 阳性。

在稀有血型系统中，除 RH 血型系统外，其他各血型人数在总人口中所占比例非常小。因此，它们在实际的临床上远没有 A、B、O 血型及 RH 血型系统重要，但是，就其具体来说，如果用血不当，有些抗体仍可能出现致命的恶果。

随着社会的进步，人民生活水平的提高，开展稀有血型的检测，建立完整的稀有血型档案，对于保障广大群众的身体健康和适应我国改革开放形势的需要，都具有深远的意义。

基本上，O型是世界上最常见的血型。但在某些地方，A型血型的人较多。A型抗原一般比B型抗原较常见。AB型血型因为要同时有A及B抗原，故此亦是A、B、O血型中最少的。A、B、O血型分布跟地区及种族有关。

◤ 血液循环， 生命源源不断的动力

心脏像泵一样不停地抽吸大量血液，所以十分显然，同样的血液在一天之内会流过心脏许多次。事实的确如此。因为血液从心脏流到身体的最远部分然后再流回，来回用不了一分钟。如果是到较近的部分，来回一次所花时间会更短。那么，血液怎样流遍全身？

我们知道，血液是水一样的液体，自来水需要沿着水管流向千家万户，血液也必须在固定的管道中流动，这种管道叫血管。

血管从心脏开始，由粗到细，由长到短，渐渐地变成肉眼看不清的毛细血管，密如蛛网地分布在我们体内的四面八方。有人测量过，把人体的血管和毛细血管统统加起来，总共有10万千米长，足足能绕地球两圈半。

血管看上去都一样，但被分为动脉血管和静脉血管两大类，它们之间的不同之处是动脉中流动的是"干净"血液，而静脉却只输送"肮脏"血液。

心脏、血液以及动脉和静脉，构成了人体的循环系统。

血液在全身流动主要有两条途径。当心脏的右心室收缩时，血液被压进一根通向两叶肺的大动脉（一根动脉是一根有弹性的管子，作用是把血液从心脏带走）。红血球从肺内空气中取得氧，同时交出二氧化碳。

血液从肺部进入两根静脉，流回心脏（一根静脉也是一根有弹性的管子，作用是把血液带入心脏）。血液进入左心房，经过相应的瓣膜，流入左心室。

当左心室收缩时，血液又流入另一根大动脉。这根大动脉分叉成若干小动脉，小动脉再分叉，越分越细。那些最细的动脉，就是各种组织里的动脉，叫作毛细管动脉。正是通过这些毛细管动脉，血液把营养物质和氧移交给细胞，同时带走二氧化碳和其他废物。

毛细动脉与毛细静脉相连接。而这些细小的静脉，随着离心脏越来越近，又与越来越大的静脉相连接。血液在这些静脉里流动，最后流入一根大静脉，终于进入心脏的右心房。血液再经过相应的瓣膜流入右心室，于是，在身体内来回流完一个循环。

血液循环系统是一个由心脏和血管互相串连而构成的基本封闭的管道系统，而血液在血管中流动，需要有一定的压力，任何动脉血管破损后，都会有血液从破口喷射出来。可见血液对动脉血管壁有着侧压力，这就是血压。

血压是血液在血管内流动时，对血管壁所产生的压力。当心脏收缩时，推动血液在动脉里流动所产生的压力称为"收缩压"；当心脏舒张时，血液不再被挤入血管，但原先被膨胀的动脉依赖它的反弹力，仍推动血液不断向前。这种反弹的压力称为"舒张压"。

血压是健康的指标。人体全身的血管合并起来约有16万千米长，血液在血管里畅流的机制，就是心脏那种不停滞的、即水管式的跳动。健康的成年人，两个心室收缩时排到血管里的血液达50～70毫升。如果每分钟跳动75次，按每次排出70毫升计算，每分钟就排出5250毫升（约合5千克）；一昼夜就排出7000多千克血液。

关于人类血压的发现，说起来还蛮有趣的。英国有个小镇的牧师叫哈里斯，是个好动脑筋的人。有一次，他见人宰鸡时，有股血液强烈地往外冒。他想知道这血液到底能冒多高，但鸡的血管毕竟细小，不便测量。于是便弄来教堂的马进行试验。他切开马的颈部，在马的颈动脉中插入一根小管子，又在小管子上连接一根长长的玻璃管，他发现，从马的颈动脉里喷射出来的血液，在玻璃管内竟升到大约 2.5 米的高度，并且玻璃管中的血液还上下波动，高度的变化又与马的心脏跳动有关。

随着科学的发展，人们发明了血压计，发现了高血压和低血压。尽管目前对高血压或低血压的成因还没有达成统一的认识，但是，我们知道即使对正常人来说，血压也不是恒定不变的。

当情绪波动或精神紧张时，由于交感神经的兴奋，肾上腺素分泌增加，便会引起心脏排血量增加和末梢血管收缩，促使血压上升。运动也会影响血压，因运动时全身肌肉需血量增多，增加了心脏的排血量和肾上腺素的分泌量。在休息时，身体处于静止状态，代谢活动降低，血液的需要量减少，心脏跳动减慢，导致心脏的排血量减少，血管的紧张程度也降低，所以血压比活动时低，睡眠时更低。男女间的血压也有差别，一般男性比女性高。年龄也是影响血压高低的因素之一，随着年龄的增高，血压也会略有增高。

血压常随人的年龄、活动不同等情况而异。正常成人的收缩压是 100～140 毫米汞柱（13.3～18.7 千帕），舒张压是 60～90 毫米汞柱（8～12.0 千帕）。如果收缩压超过 140 毫米汞柱，舒张压超过 90 毫米汞柱，便被认为是高血压，凡收缩压长期低于 90 毫米汞柱者被认为是低血压，血压过高或过低均可对身体产生危害。

你看到过玩具水枪吗？它能将水射向远处，一是靠水枪内活塞的挤压，二是靠水枪口上所加的细管子。

活塞挤压的力越大，水射得越远；细管子越细，水也可以射得越远。人体血压也是如此，心脏向动脉血管挤压输出的血液越多，血压就越高。全身各处小动脉与毛细血管口径越小，血压也越高。由此可见，一个人能保持血压，决定于两个因素：心脏给予动脉血液的压力，即心脏输出血量；另一个是心脏以外的外周血管的阻力。

这里，姑且不谈外周血管阻力问题，单说心脏输出血量。

一个成年人在健康状况下，保持着的体内血液容量为 4000～5000 毫升，因各人体质、体重不同而略有差异。在这样的血液容量情况下，心脏每次跳动大致要向血管内输送出 80 毫升血液，才能维持正常血压。

如果少量出血，心脏输出血量略有减少，还不至于影响血压。万一大量出血，例如突然丧失的血量占全身血液容量的 20% 或以上时，也就是突然失血达 800～1000 毫升或以上时，心脏输出血量就会显著减少，于是血压就会下降，因为心脏不能给予动脉血液足够的压力。

贫血与伤口止血

有人认为，贫血就是人体内的血太少了，其实这是一种很模糊的认识。医学上说的贫血，是指在血容量正常的情况下，单位容积血液中的红细胞数目过少，或者红细胞中血红蛋白的含量过少。

如果男性每立方毫米血液中红细胞数目低于 400 万个，或者每 100 毫升血液中血红蛋白含量低于 14 克；如果女性每立方毫米血液中红细胞数目低于 350 万个，或者每 100 毫升血液中血红蛋白含量低于 12 克，就可以诊断为贫血。贫血病人的血红蛋白在 8 克以上的称为轻度贫血，在 6～8 克的称为中度贫血，6 克以下的称为重度贫血。

引起贫血的原因很多，有的是由于造血功能障碍引起的，如再生障碍性贫血的病人，红骨髓制造红细胞的功能降低而引起贫血；有的是由于造血原料不足引起的，如缺铁性贫血；此外，由于红细胞破坏过多，或者急性、慢性出血也会引起贫血。

在贫血病人中，由于血液运输氧的能力低，体内各器官得不到充足的氧，常常表现出精神不振、头昏、乏力、心慌、气喘、脸色苍白等现象。贫血严重的病人，还会出现心跳过快等病状。

在贫血病人中，多数是属于缺铁性贫血。大多数的青少年贫血患者也是属于缺铁性贫血。由于铁是制造红细胞中血红蛋白的重要原料，所以在饮食中如果经常缺铁，就会引起血红蛋白含量的不足，从而导致贫血的发生。要预防缺铁性贫血，重要的方法是要摄取足量的铁，要多吃含铁量丰富的食物，如猪肝、虾米、芹菜、豆类等食物。此外，还应该提倡用铁锅炒菜、烧饭。如果患了贫血，就应该及早治疗。

当你不小心划破皮肤时，血液会马上从伤口渗出。但过了一会儿，渗出的血液又会凝结成团，堵住伤口。

伤口自动止血的道理是什么呢？这是凝血的结果，而凝血是一种复杂的生理过程。

凝血需要 10 多种物质来参加，这些物质被称为"凝血因子"。在这个过程中，要有血小板、钙质、凝血酶、纤维蛋白原等的参与。

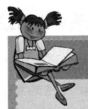

拓展阅读

铜缺乏贫血症

铜缺乏贫血症是血液中缺乏铜元素而导致的贫血症，铜缺乏贫血症在缺铜地区呈地区性发生。主要症状为形体消瘦，结膜苍白，被毛颜色改变，运动失调，四肢僵硬，关节肿大，容易骨折。

血小板是血细胞的一种。当出现伤口流血时，血小板就大量集结到伤口周围，在伤口附近黏着、积聚和凝集。同时，血小板本身破裂而释放出能使血管收缩的一些物质，如血清紧张素等，帮助堵塞伤口。

在凝血过程中，必须依靠血液中纤维蛋白的参与。纤维蛋白是由纤维蛋白原转变而来。在正常人的血液中，纤维蛋白的含量很少，当割破血管后，大量的血小板在伤口附近集结并破裂，血小板破裂后能释放出一些物质，这些物质能促使纤维蛋白原转变为纤维蛋白。纤维蛋白呈细丝状，这些细丝状的纤维纵横交错，并网罗血细胞，凝结成胶冻样的物质堵住伤口，这就是凝血块。

从伤口出血起，到出现凝血块止住出血，正常人一般需要2~8分钟。

健康人的血管光滑平整，因此不会发生自身凝血现象。但患有动脉硬化的病人，因动脉管内壁上有脂类物质的沉着，致使内壁粗糙不平，血液就容易在这里凝固而形成血栓，如冠状动脉硬化病人发生心肌梗塞致死，其原因就是因为冠状动脉被血栓堵塞，造成心脏因为自身供血困难而引起的。

适量献血有益身体健康

1900年血液学家兰德斯坦纳和他的学生在前人长期探索的基础上，揭开了输血的奥秘，从此减少了输血反应。输血开始大量的应用于挽救危重病人，挽救了许多的生命。尽管目前有了代用血、人造血，然而仍不能完全解决血源不足的问题，还必须依靠献血。

一个健康人的总血量，约占体重的8%，平时80%的血液在心脏和血管里循环流动着，维持正常生理功能；另外20%的血液储存在肝、脾等脏器内，一旦失血或剧烈运动时，这些血液就会进入血液循环系统。一个人一次献血200~400毫升只占总血量的5%~10%，献血后储存的血液马上会补充上来，不会减少循环血容量。

献血后失去的水分和无机物，1~2个小时就会补上；血浆蛋白质，由肝脏合成，一两天内就能得到补充；血小板、白细胞和红细胞也很快就恢复到原来水平。人体的血液在不断新陈代谢，每时每刻都有许多血细胞衰老、死亡，同时又有大量新生细胞生成，以维持人体新陈代谢的平衡。献血后，由于造血功能加强，失去的血细胞很快得到补充。所以说一个健康的人，按规定献血，对身体不会有任何影响，更不会"伤元气"，反而会更有利于健康。

按规定献血，可以促进人体的新陈代谢，增强免疫力和抗病能力，还会刺激人体骨髓造血器官，使其始终保持青春时期一样旺盛的造血状态，收到延年益寿的效果，并能防止动脉硬化等心脑血管疾病。

有些人担心，血液是生命，血液量少了一定会影响健康。一个 60 千克重的人，人体内有约 4800 毫升血。经科学家多次实验表明，失血 8% 以下不会影响健康。

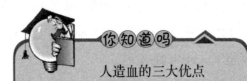

你知道吗

人造血的三大优点

人造血是人工制造的血液。人造血有以下几个优点：①不受血型限制，可用于各种血型的人，输血后不会发生严重的溶血反应。②容易保存，人造血可保存数年之久。③不会发生交叉感染。人造血液是工业生产制造的，不会有细菌或病毒的混入。

很多人献血首先想到的是救死扶伤，义不容辞。然而，大量科学研究证明，献血者在为社会奉献爱心的同时，也改善了自己的身体状况，为自我健康进行了"投资"：

（1）献血对心脑血管系统有良好的远期影响：可预防或缓解血液黏稠度、降低心脑血管病的发生，人们由于生活水平的提高和体力活动的减少，体内积存了越来越多的脂肪，并长期处于较高的水平，俗称"血稠"。"血稠"的结果就是脂肪一层层地附着在血管壁上，最后形成动脉硬化，血管弹性降低，导致心脑血管疾病。而经常献血，减少了体内一部分黏稠的血液，再通过正常的饮水，填充了血容量，使血液自然稀释，血脂就会随之下降。坚持适量献血可减少血液中的所有成分，减少比例最大的是血铁和蛋白，还能降低血液的黏滞度，使血液流速加快。供氧量加大，人感到身体轻松、头脑清醒。能有效降低动脉硬化、血栓和脑血管意外及心肌梗塞等病症。

（2）经常献血可提高造血功能：因为自胎儿出生后，骨髓就成为主要的造血器官。随着年龄的增长，造血功能和血细胞生成率逐渐下降。献血后，由于血细胞数量减少，对骨髓产生刺激作用，促使骨髓储备的成熟血细胞释放，并刺激骨髓造血组织，促使血细胞的生成，经常按规定期限献血，就可以使骨髓保持旺盛的活力。

（3）男子献血可减少癌症的发生率：人体内铁元素含量过低易患缺铁性贫血及行动迟缓，过高则适得其反。曾有报道，人体内的铁含量超过正常值的 10%，罹患癌症的几率就会提高（因为血液中的红细胞内含有大量的铁），适量献血可以预防癌症。

（4）可以促进、改善心理健康：大量研究表明，健康的情绪可以通过神经、体液、内分泌系统沟通大脑及其他组织与器官，使其处于良好的状态，有益于人体免疫力的增强、抵抗力的提高。而献血是救人一命的高尚品行，在助人为乐、与人为善的同时，也使自己的精神得到净化，心灵得到慰藉，工作与生活更加充实。做好事者以德施善，实际上在帮助别人的同时也帮助了自己，这是健康长寿的重要因素。

（5）可延年益寿：坚持适量献血可以促进人体的新陈代谢，还会刺激人体骨髓造血器官，使其始终保持着青春时期一样旺盛的造血状态，不断增加血液中年轻红细胞的比例，另外体内产生的年轻细胞，具有很强的吞噬病毒素的能力，从而能起到防癌的作用。提高机体免疫和抗病能力，预防疾病，延年益寿。

按照有关规定，献血年龄为 18～55 周岁，两次献血间隔为 6 个月以上，每次献血量为 200～400 毫升。如果一名符合献血标准的健康人按每 6 个月献血一次，每次献血 400 毫升计算，那么，一个人一生可献血 74 次，累计献血量 3 万毫升。

▶ 负责气体交换的呼吸系统

一个正常的人，可以几天不吃饭，只要供给水就不会饿死，如果几分钟不呼吸，就会危及生命安全。这就是"人活一口气"的道理。人体需要的氧气和排出的二氧化碳，都要通过呼吸活动来完成。

我们每天要不断地从外界吸入氧气，排出二氧化碳，人与外界环境之间的气体交换过程称为呼吸。呼吸系统由呼吸道和肺两部分组成。呼吸道是气体进出肺的通道，由鼻、咽、喉、气管、支气管及其分支所组成的。

基本小知识

肺活量与呼吸

当人用力吸气，一直到不能再吸的时候为止，然后再用力呼气，一直呼到不能再呼的时候为止，这时呼出的气体量称为肺活量。正常成年男子肺活量为 3500～4000 毫升，成年女子肺活量为 2500～3500 毫升。肺活量代表一个人潜在的呼吸能力的大小，在某种程度上可以反映一个人的呼吸功能和健康状况。

人体吸进氧气，排出二氧化碳的通道称呼吸道，它由鼻腔、咽喉、气管和支气管组成。这实际上是一道安全防护线。因为空气过分干燥时，常含有大量的细菌、病毒及尘埃，呼吸道气管壁上覆盖有一层黏膜，并富有黏液腺，它能对外界干燥、寒冷的空气加以湿化、过滤和加温，从而阻挡有害微生物侵入肺部。人体的呼吸运动，是在呼吸中枢的支配下，由胸廓、膈肌、肋间肌收缩或舒展，共同参与下进行的。

成人安静时，每分钟呼吸 16～20 次，每次吸入或呼出的气体各约为 500 毫升；在剧烈运动时，气体交换量将增加十几倍。根据呼吸运动的原理，可以用人工方法有节律地扩大和缩小，以帮助呼吸运动减弱或暂时停止呼吸的患者维持肺的通气功能，这就叫人工呼吸。

人体每时每刻都离不开呼吸，如果几分钟不呼吸，就会危及人的生命，所以呼吸道是否通畅至关重要。

鼻子是呼吸道的门户，也是外界气体进入人体的第一道屏障。在鼻腔内覆盖着一层黏膜，黏膜内有丰富的血管和腺体，能够对吸入的空气起加温和湿润的作用。特别在寒冷的冬天，有了鼻子的作用，就不至于让刺骨的寒风直接进入呼吸道。另外，鼻黏膜中的腺体会分泌一种黏液，这种黏液可以粘住吸入空气中的灰尘和细菌。

咽喉是空气的必经之路。咽喉可分为鼻咽部、口咽部和喉咽部3部分。唱歌时咽部对发音起着重要作用。喉是空气经过的狭窄路段，空气到此，遇到两条路即位于后方的气管和位于前方的食道，这就要靠喉部的一种特殊结构来帮忙，这个结构叫会厌软骨。当呼吸时，会厌软骨关闭食管通道，空气便可以顺利进入气管，当吃饭或咽唾液和水时，它则关闭呼吸通道，所以正常情况下，食物和水不会进入气管，空气也不会进入食道，但有人吃饭说话或大笑时，食物就容易误入歧途，发生呛咳。

喉的下面是气管和支气管，它们由于有气管软骨做支架，有一定的弹性，呈圆形。成人的气管长约10厘米，呼吸道由此进入胸腔。气管下段分为左右支气管，呼吸道由此进入左右肺。气管、支气管的内壁由黏膜组成，上面有许多腺体和纤毛，腺体分泌黏液使气管内润滑，当呼吸道受到冷空气、尘埃的刺激或被病菌感染，腺体分泌增加，加上纤毛的摆动，使其咳出体外，这就是痰。咳嗽是人体的一种保护性反应。有些儿童喜欢在嘴里放些异物，稍不慎就会掉入气管。由于儿童呼吸道较细，很容易堵塞呼吸道，造成生命危险，应加以注意。

支气管进入肺以后，便不断分支，越分越细，最后分成极细小的毛细支气管，然后进入肺泡。

肺和肺泡是气体的交换站。人有左右两肺，总共有5个肺叶。整个肺由7亿多个肺泡组成。肺泡极细小，肉眼看不清。如果把肺泡铺开，其面积约达130平方米。

这些肺泡，像一串串小"气球"，又好像一串串"葡萄"。连接"葡萄"的小枝就像是细支气管，一串葡萄的大梗就像是"支气管"。

氧和二氧化碳的交换就发生在这个"小葡萄"的表面。每个肺泡上面覆着蜘蛛网般的毛细血管。血液里的红细胞排成单行紧贴在毛细血管壁上，与肺泡壁紧挨着，这样容易把血液中带有的二氧化碳交给肺片，同时把肺泡里的氧"取"过来。

基本小知识

肺 泡

　　肺泡是肺部气体交换的主要部位。肺泡的大小形状不一，平均直径为 0.2 毫米。成人有 3 ~ 4 亿个肺泡，总面积要比人的皮肤的表面积还要大好几倍。氧气从肺泡向血液弥散，要依次经过肺泡内表面的液膜、肺泡上皮细胞膜、肺泡上皮与肺毛细血管内皮之间的间质、毛细血管的内皮细胞膜等四层膜。

　　红细胞里有一种叫血红蛋白的物质，它把氧结合到自己身上，然后顺着血管流回心脏。心脏再把含氧的血压到全身各处，供给组织利用。肺泡把接收来的二氧化碳，顺着细支气管交给支气管，然后经呼气动作排出体外。就这样，人经过一吸一呼的过程，就把氧带进来把二氧化碳排出去。

　　如果肺泡发炎了，就不能进行正常的气体交换了，病人就会出现缺氧的表现，例如嘴唇发紫、心跳加快。正常人，每分钟要在这里进行 14 ~ 20 次交换。一天要有 1000 万毫升的空气在这里进进出出。

　　人的肺泡约有 7.5 亿个，肺泡壁上紧密地交织着无数的毛细血管。这里正是气体交换的中心场所。气体的流动总是从压力大的地方向压力小的地方扩散。正常人的肺泡内氧分压为 100 毫米汞柱（千帕），而血液中的氧分压才 40 毫米汞柱（千帕），于是氧气便通过细胞壁和毛细血管进入血液，流向全身各个组织器官。二氧化碳则相反，从全身流回肺泡的血液中，二氧化碳分压高于氧分压，结果二氧化碳便向肺泡扩散，再由肺通过呼吸道呼出体外。

　　由此看出，肺泡和血液中分压差是气体交换的条件。气体在血液中的运行是十分有趣的。氧进入血液后，一小部分直接溶解在血液中运走；绝大多

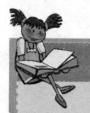

人工呼吸

人工呼吸是用于自主呼吸停止（比如煤气中毒）时的一种急救方法。通过徒手或机械装置使空气有节律地进入肺内，然后利用胸廓和肺组织的弹性回缩力使进入肺内的气体呼出。如此周而复始以代替自主呼吸。

数氧与血液中的血红蛋白结合成氧合血红蛋白而运走。氧合血红蛋白形成的多少，往往与氧分压高低有关。氧分压高时形成就多，反之则少。氧和血红蛋白结合未起化学变化，因此既容易结合，也容易分离。这种同氧结合而形成的含氧血红蛋白就是动脉血。二氧化碳在血液中的排出比较复杂，要经过许多复杂的化学反应，才能完成。

需要指出的是，冬季室内取暖烧煤炉或用炭盆烤火，常将门窗紧闭，由于煤炭燃烧不充分，容易产生一氧化碳（即煤气）。一氧化碳吸入人体迅即与红细胞中的血红蛋白结合，结合以后就不容易分离。当人体吸入一氧化碳含量很高的气体后，血红蛋白就失去带氧的作用，造成组织缺氧，产生中毒症状。表现为头痛、前额紧蹙，甚至恶心、呕吐等，严重时还有生命危险。因此，冬天生火取暖一定要当心煤气中毒。

营养物质的汲取
——消化系统

食物中的淀粉、蛋白质、脂肪等大分子物质，在消化酶作用下转变成能溶于水的小分子物质的过程，称为消化。

消化是吸收的前提，只有经过消化这道工序，营养物质才会被有机体吸收。人体的消化是由消化系统来实现的。消化系统的基本生理功能是摄取、转运、消化食物和吸收营养、排泄废物，这些生理的完成有赖于整个胃肠道协调的生理活动。完善的消化系统是完成消化的必要保证，人体的消化系统就是一套进化十分完善的消化系统。

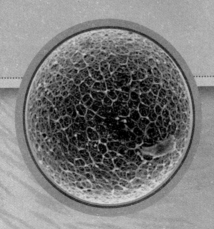

消化系统的基本情况

我们知道，营养物质是靠血液输送给人体组织的各个细胞的。这些营养物质来自我们吃进的食物。当然，送进嘴里的食物，按它们的原来样子，血液是无法输送的。食物必须改变一下形式，才能向组织提供营养。也就是说，必须让食物大大地变化一下。这个变化过程，就叫作消化。消化是由消化系统完成的。

消化系统由消化道和消化腺两部分组成。

消化道是一条起自口腔延续为咽、食道、胃、小肠、大肠、终于肛门的很长的肌性管道，包括口腔、咽、食管、胃、小肠（十二指肠、空肠、回肠）和大肠（盲肠、结肠、直肠）等部。

消化腺有小消化腺和大消化腺两种。小消化腺散在于消化管各部的管壁内，大消化腺有3对唾液腺（腮腺、下颌下腺、舌下腺）、肝和胰，它们均借助导管，将分泌物排入消化管内。

人身体内共有5个消化腺，分别为：唾液腺（分泌唾液、将淀粉初步分解成麦芽糖）、胃腺（分泌胃液、将蛋白质初步分解成多肽）、肝脏（分泌胆汁、将大分子的脂肪初步分解成小分子的脂肪，称为物理消化）、胰脏（分泌胰液——对糖类、脂肪、蛋白质都有消化作用的消化液）、肠腺（分泌肠液——将麦芽糖分解成葡萄糖，将多肽分解成氨基酸，将小分子的脂肪分解成

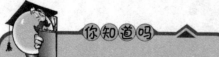

你知道吗

上下消化道是如何区分的

上下消化道的区分是人为的。它是根据其位置的不同而分的。位于韧带以上的消化管道称为上消化道，位于韧带以下的消化管道称为下消化道。

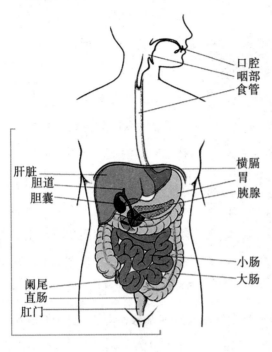

口腔
咽部
食管

肝脏
胆道
胆囊

横膈
胃
胰腺

小肠
大肠

阑尾
直肠
肛门

消化系统的概况

甘油和脂肪酸，也是对糖类、脂肪、蛋白质有消化作用的消化液）。

消化系统的基本功能是食物的消化和吸收，提供机体所需的物质和能量，食物中的营养物质除维生素、水和无机盐可以被直接吸收利用外，蛋白质、脂肪和糖类等物质均不能被机体直接吸收利用，需在消化管内被分解为结构简单的小分子物质，才能被吸收利用。食物在消化管内被分解成结构简单、可被吸收的小分子物质的过程就称为消化。这种小分子物质透过消化管黏膜上皮细胞进入血液和淋巴液的过程就是吸收。对于未被吸收的残渣部分，消化道则通过大肠以粪便形式排出体外。在消化过程中包括机械性消化和化学性消化两种形式。

食物经过口腔的咀嚼，牙齿的磨碎，舌的搅拌、吞咽，胃肠肌肉的活动，将大块的食物变成碎小的，可消化液充分与食物混合，并推动食团或食糜下移，从口腔推移到肛门，这种消化过程叫作机械性消化，或物理性消化。

化学性消化是指消化腺分泌的消化液对食物进行化学分解而言。由消化腺所分泌的这种消化液，将复杂的各种营养物质分解为肠壁可以吸收的简单的化合物，如糖类分解为单糖，蛋白质分解为氨基酸，脂类分解为甘油及脂肪酸。然后这些分解后的营养物质被小肠（主要是空肠）吸收并进入人体内，再进入血液和淋巴液。这种消化过程叫作化学性消化。

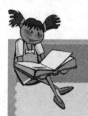

拓展阅读

小肠对食物的消化

食物在小肠内受到胰液、胆汁和小肠液的化学性消化以及小肠的机械性消化，各种营养成分逐渐被分解为简单的可吸收的小分子物质，这些小分子物质在小肠内被吸收。因此，食物通过小肠后，消化过程已基本完成，只留下难于消化的食物残渣，并从小肠进入大肠。

机械性消化和化学性消化两种功能同时进行，并共同完成消化过程。

那么，人体内的许多化学反应为什么能顺利进行呢？原来，人体内有一类特殊的物质——酶。人体内的酶是一个十分庞大的家族，已发现的酶有2000多种，如淀粉酶、脂肪酶、胃蛋白酶、胰蛋白酶等。酶在身体中含量虽少，但具有高度的催化作用。比如工业上要把蛋白质水解成氨基酸，需要在100℃高温下，经过数小时甚至100多个小时，然而在人体内只需3～4个小时就够了。同样，用蔗糖酶水解蔗糖，比氢离子催化蔗糖的能力要大2000多倍。不过，酶各自都有专一的职能，一种酶只对某一种物质起作用。如淀粉酶只能水解淀粉，胰蛋白酶只管消化蛋白质，好像一把钥匙开一把锁一样。显然，如果没有酶的参与，一切生物的新陈代谢就会停止，所有的生命也就难以生存。

在酶的催化作用下，保证了人体对能量的需要。食物消化吸收后，在静止不动的情况下，一个成年人每昼夜释放的热能约为2000卡，这些热量足以使一桶冷水达到沸腾。

▶ 牙齿——消化的第一关

我们每天所吃的食物，必须先通过口腔中的牙齿咀嚼粉碎，再与其中的

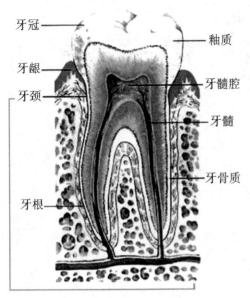

牙冠

牙龈

牙颈

牙根

釉质

牙髓腔

牙髓

牙骨质

牙齿结构示意图

唾液充分搅拌，形成食团后吞咽，最后送入胃中，这个过程就是食物的粗加工过程。因此，牙齿是食物的粗加工器官。

人体之中最坚硬的部分是口腔中的牙齿。粗粗一看，牙齿如同一粒粒实心的小石子，其实它的结构并不那么简单。牙齿从外形上看，可分为牙冠、牙颈和牙根3部分。

暴露在口腔内的是牙冠，镶嵌在牙槽里的部分是牙根，而牙冠和牙根的中间部分则是牙颈。最重要的是，牙齿的内部和外面的结构并不一样。

牙齿的外面一层是光亮坚硬的珐琅质，叫作釉质。其硬度大大超过钢铁。珐琅质里面是牙本质，再往里是牙髓腔，牙髓腔内充满了血管和神经。

珐琅质主要起保护牙齿的作用，虽然异常坚硬耐磨，但最怕酸性物质腐蚀。如果一个没有刷牙习惯的人，牙缝中长期被细菌和食物残渣附着，由于细菌对食物残渣的分解作用，会产生酸性物质，突破坚硬的珐琅质防线，将牙齿蛀成一个大龋洞。这些龋洞一旦成了细菌和食物残渣的大本营，便会产生更多的酸性物质，牙齿将被越蛀越深。

当龋洞深入到牙髓腔时，里面的神经便暴露在外，只要一吃东西就会感到疼痛难忍。所以，千万别将牙齿当作实心小石子看待，而应该懂得去保护它。

在正常情况下，一个成年人有32颗牙齿，它们分列上下两排，长在口腔之中。如果仔细观察一下我们的牙齿就会发现，它们有的扁，有的尖，还有的是圆圆的。这是因为牙齿所担负的工作不一样，各自分工也不同，所以它们的形态也就出现了差别。

长在前方正中的牙是门牙，又叫"切牙"，专门管切断食物。比如我们吃饼的时候，总是先把饼咬下一块再嚼烂。咬饼，就是门牙的工作，所以门牙就要长成扁扁的宽宽的，好像菜刀一样，用以切断食物。

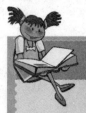

拓展阅读

牙齿与面容

牙齿不仅能咀嚼食物、帮助发音，而且对面容的美有很大影响。由于牙齿和牙槽骨的支持，牙弓形态和咬合关系的正常，才会使人的面部和唇颊部显得丰满。而当人们讲话和微笑时，整齐而洁白的牙齿，更能显现人的健康和美丽。

靠近嘴角两边各有一对尖尖的牙齿叫"尖牙"，或者叫"犬齿"，专管撕碎食物。人的尖牙比起老虎、狮子的尖牙要小得多，因为动物吃的是生肉，需要长长尖尖的牙齿来撕碎生肉，而人类主要吃熟食，就不需要很发达的尖牙了。位于口腔后面的两排牙叫磨牙，善于将食物磨碎和嚼烂。

牙齿可以切断、撕碎和磨细食物。如果用牙咬过硬的东西，像咬核桃、开汽水瓶盖等，容易使牙齿崩掉一块甚至折裂，但是只吃过于软的食物，又会使牙齿和颌骨发育得不好。因此，我们既不要用牙咬过硬的东西，又要经常吃一些比较粗硬耐嚼的食物，如菜梗、锅巴、杂粮等，吃的时候要细细嚼慢慢咽，使牙齿、牙槽骨和颌骨等得到适当的刺激和必要的锻炼。

人身上的各种组织器官都只有一副，而且生下来以后不会更换。只有牙齿与众不同，一生中有两副，要进行一次"交接班"。一副叫乳牙，它们小且不耐磨，共20颗。由于在吃奶时就开始长出，所以称为乳牙。另一副是恒牙，它们与乳牙的交接是6岁开始的。通常恒牙较大，而且耐磨，上下左右共32颗，也有28颗的。

在人的生长发育过程中，乳牙和恒牙有着不完全相同的功能。乳牙除了咀嚼食物之外，还能刺激牙床骨发育，引导恒牙生长，而恒牙主要用于咀嚼食物。一个幼儿如果乳牙有病或过早地失去乳牙，他的牙床骨就会发育不良，恒牙也长不好，这样不仅会影响咀嚼功能，还容易引起牙病。

人的牙床骨有一个从小到大的发育过程。在幼儿期，牙床骨不大，这时候长出一副恒牙，将无法在牙床骨上立足。进入成年期后，牙床骨长大了，假如这时口中只有20颗乳牙，那么牙床骨就填不满，难以发挥正常的咀嚼作用。

在长期的生物进化过程中，人类发生了一种适应性变化：幼年时暂时依靠乳牙咀嚼，并刺激牙床骨发育；到了一定年龄，乳牙脱落后，恒牙便取而代之。

正常人进食时，口腔咀嚼食物是由咀嚼肌顺序收缩，配合上下牙齿进行的对称性的运动。食物在咀嚼过程中被切割、磨碎，并与唾液充分混合，形成便于消化吞咽的食物团。咀嚼的同时也促进了咀嚼肌和牙齿的正常发育。然而，生活中有不少人由于一侧牙齿缺失、有蛀洞或牙齿间缝隙宽，容易嵌塞食物而习惯于用另一侧牙齿来咀嚼，医学上把这种咀嚼方式称为偏嚼。这是一种坏习惯，对人体健康的危害很大。

经常偏嚼势必造成偏用一侧的咀嚼肌发达，而另一侧的咀嚼肌则相对萎缩，从外观脸型来看，偏嚼一侧的面部肌肉发育良好，显得丰满，而另一侧的面部肌肉发育就较差。严重的会造成面部两侧发育不对称，连鼻子也会偏歪，影响美观。

还有，经常偏用一侧牙齿咀嚼食物，这一侧牙齿会负担过重，牙面容易磨损引起牙质过敏或牙髓炎。而另一侧牙齿因缺少适当的食物摩擦，牙周组织比较薄弱，容易积存牙垢，引起龋齿和牙周病。

除此以外，经常偏嚼的人，由于只有一半牙齿在发挥切割、磨碎食物的作用，以至于食物在得不到充分咀嚼的情况下被囫囵咽下，增加了胃的负担，久而久之，容易造成胃病。

因此，经常偏嚼的人，要立即改掉这种坏习惯。若是一侧牙齿有缺失或有龋齿等疾病，应去医院治疗。

有些人，尤其是青少年，晚上睡着后会发出"嘎嘎嘎"的磨牙声，这是怎么回事呢？

引起夜晚磨牙的原因有很多。我们知道，睡眠时大脑皮层总处于抑制状态。不过，大脑皮层抑制程度有深有浅。如果大脑皮层抑制程度深，人就睡得熟；如果大脑皮层抑制程度浅，那么仍可以有所活动。譬如说，做梦就是人睡着了以后大脑皮层神经活动的表现。做梦时，大脑皮层的兴奋力量一般是比较弱的，所以不会使

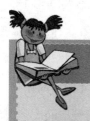

拓展阅读

磨牙的危害

长期的磨牙会使牙齿组织广泛损耗，牙齿外形破坏，边缘锐利，常可刺伤唇颊、舌软组织，影响患者的面部美观和发音。牙床经常出血、发炎，会导致牙齿松动和脱落。牙齿磨损导致过敏而遇冷热酸疼痛等。

人做出什么具体的动作。但是，当大脑皮层的兴奋力量比较强烈时，人就会乱说话和手舞足蹈地乱动，如有些孩子睡着了以后还会哭、笑、叫，嘴里叽里咕噜地说梦话，甚至有人还会起床走路——梦游，等等，磨牙通常就是由这些原因引起的。

除此以外，医学家告诉我们，晚上发生磨牙的情况，可能是在肠子中有寄生虫。因为寄生虫所产生的毒素，很容易刺激控制咬嚼肌肉的神经，使肌肉失去控制，结果在夜晚不由自主地磨起牙齿来。

另外，在口腔中有腮腺、颌下腺，舌下腺3对大腺体和一些小黏液腺，它们共同分泌产生唾液。唾液中的淀粉酶等，对食物在口腔中的粗加工也起着重要作用。唾液还能湿润食物，使食物容易吞咽，并含有免疫球蛋白等杀

菌物质，能预防病菌的侵害。人体每天要分泌 1200～1500 毫升的唾液。唾液的多少也是人体是否健康的标志。我们每天吃饭时要"细嚼慢咽"，才有利于食物的消化，有利于身体健康。

我国有 4 亿儿童，龋齿的发病率极高，所占百分比在 30%～80%，6 岁年龄组则高达 95%。每个孩子平均有 2 个或 2 个以上的龋齿。龋齿不仅使孩子遭受牙痛之苦，影响进食，而且还可能引发其他疾病，因此不可轻视。从目前情况估计，龋齿的发病率仍大有上升的趋势。

控制龋齿病的关键在预防，要养成良好的口腔卫生习惯，以阻止细菌和致龋食物在牙面上停留。刷牙是最有效也是最简单易行的方法，要采取竖刷的正确刷牙法。可选用防龋药物，因含氟药物可促进牙齿发育，增强抗龋能力。也可用含氟量很高的茶水漱口。龋齿要早期发现，早期治疗。

◑▶ 胃——食物的贮存间

食物从口腔里经过牙齿的咀嚼和唾液的消化作用，便进入食道。食道是由肌肉构成的，整个食道按顺序收缩，便把食物推进胃里。

胃位于上腹部，上接食管，下通十二指肠，中间为膨大的胃体。胃是消化道中最庞大的部分。胃就像一个口袋，具有收纳食物、调和食物和分泌胃液的功能。

食管与胃相连的入口叫贲门，胃下

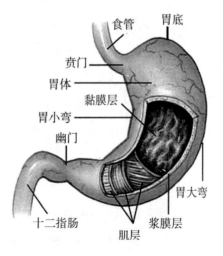

胃的结构

端通向十二指肠的出口叫幽门。这两个特殊的"门"主管食物进出，防止食物倒流。

基本小知识

胃的形状

（1）角型胃。位置较高，胃底和胃体几乎成横位，整个胃上宽下窄，胃角钝，呈牛角型。

（2）钩型胃。胃底和胃体斜向右下或垂直，幽门部转向右上方，形似钩，角切迹明显，胃下极达髂嵴水平。

（3）瀑布型胃。胃底呈囊袋状，向后倾倒。

（4）长型胃。胃呈垂直位，全胃几乎位于腹腔左侧，只有幽门位于右侧，胃下缘可在髂嵴连线水平以下，甚至进入盆腔，上窄下宽。

如果进入胃内的食物又回到食管而吐出来，那就是呕吐。胃的伸缩本领很大。当它扩张时，可容纳3000毫升食物；当饥饿或收缩时又几乎能变成一条管子。

胃是由外纵、中环、内斜的3层平滑肌组成，具有很强的蠕动能力，不受人的意志支配，而由内脏神经（植物神经）控制。

其中，最里面的是富有晾体的浆膜层，是与食物直接接触的部分，能分泌胃液。胃液实际上是盐酸、酶和黏液蛋白等的混合物。平常所说的胃酸，就是指盐酸，每天分泌的胃液有1500～2000毫升。

胃的伸缩性很大，扩张时可容纳3000毫升食物。胃的内黏膜可分泌胃液，其主要成分是胃酸（盐酸）、胃蛋白酶和黏液，正常人每天分泌胃液量为1.5～2.5升。胃酸是人体中酸性最强的液体，它能杀灭多种细菌，对消化道起一定的保护作用，但分泌过多，易使胃及十二指肠产生溃疡。

人的胃能消化各类食物，就连新鲜的动物胃，都能一一被消化分解，而不会将本身消化掉，显然是生物体中的一种神秘结构。在胃黏膜上经常附着一层弱碱性黏液，它可以中和胃酸，挡住盐酸和胃壁的接触，起到屏障保护作用，胃壁因而平安无事。

此外，胃壁细胞会不断地更新换代，老的从胃壁表面脱落下来，新生的马上取而代之。据估计，每分钟大约有50万个胃壁细胞脱落，每3天胃壁细胞就会全部更新一次。所以，即使胃的内壁受到一些伤害，也可以及时得到修复。

通常，胃酸和胃蛋白酶是不会对胃壁进行消化的。可是，在大量饮酒、长期服用药物以后，胃黏液膜和胃壁细胞容易受到损伤，使胃壁被分解，引起胃溃疡。

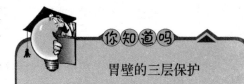

你知道吗

胃壁的三层保护

胃壁覆盖着一层厚厚的，被称为胃黏膜的上皮细胞。它与胃液直接接触，使带有腐蚀性的胃液不能渗入到胃的内壁。这是胃壁的第一层保护。在胃壁上皮细胞上面还覆盖着薄薄的一层碳水化合物，即所谓的糖体层。这是胃壁的第二层保护。另外，在胃壁里层，还覆盖了一层由脂肪物质组成的、被称为类脂体的物质。此类物质对盐酸的氢离子和氯离子，具有很强的阻碍作用，这是胃壁的第三层保护。

因此，胃的保健就成了一件值得重视的问题。我们应该养成定时定量进食的好习惯，切不可暴饮暴食，损伤了胃。

人们都知道，肝炎会传染，肺结核也会传染，但是胃病也会传染，往往就觉得不可思议。其实，这是近年来医学家的一个新发现。

一般把胃炎、胃溃疡和十二指肠溃疡统称为胃病。现已发现，有一种螺旋形杆菌——幽门螺杆菌与胃病的关系非常密切，50%～95%的胃病病人有幽门螺杆菌感染。因而，这种细菌就是胃病的罪魁祸首之一。幽门螺杆菌生活在人和高等动物的胃中，它像其他细菌那样是会传染的。

研究表明，幽门螺杆菌可以通过食物传染。在共用餐具的人群中，这种细菌的感染率较高。医学家们对带菌的胃病病人作了检查，查出他们的牙垢、唾液和呕吐物中都有幽门螺杆菌，在他们的粪便中也发现了幽门螺杆菌。

由此可见，胃病也是一种传染病。因此，要预防胃病，就要杜绝幽门螺杆菌的感染，应该避免饮用生水和食用生菜，还要养成饭前便后洗手的好习惯。此外，进食时应采用分食制。

胃也是由肌肉构成的。在那里，食物被搅动，与此同时，从胃壁的腺体流出消化液。最后，这种搅动把食物推出胃，让它们进入小肠。

许多人都有过"打嗝"的经验。要是吃东西太快，或者张口大笑吸入了冷风，都可能引起打嗝。这是由于膈肌发生痉挛，突然吸入的空气冲击声带而造成的。

英国的研究人员发现，母腹中的胎儿也会打嗝，其频率竟比成人高 3000倍，分析认为，打嗝是胎儿训练呼吸肌的一种本能。

打嗝的时间一般不过几分钟就会停止。有些得胃炎、胃充气过多、胃扩张或有胸膜、支气管疾病的人，则可能发生持久性的打嗝。脑肿瘤、脑中风病人若频繁打嗝，有可能使病情恶化，要警惕。

打嗝是控制不住的。有时候，设法打喷嚏或屏住气，呼吸暂停一会儿，可能使打嗝停止。许多人以为，假若让打嗝者猛然被惊吓一下，就能治好打嗝。但医生不赞成这种方法，因为有些人竟被吓死了。

打嗝不算大病，但令人不好受，个别人因打嗝不断而十分苦恼。有个叫奥斯邦的美国人，93 岁了，他的打嗝毛病，

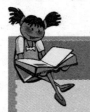

拓展阅读

如何应对打嗝

（1）尽量屏气。一般屏上 3～5 次即可见效。

（2）少饮凉水。在打嗝的同时咽下。

（3）在打嗝难以控制时，端一杯水，吸一大口，分七次吞下。

（4）如无特殊不适，可听其自然，一般过会儿就会停止。如果长时间连续打嗝，要请医生诊治。

经过 60 多年仍没能治愈。他的妻子为此离他而去。他每逢打嗝得厉害时，甚至无法将假牙留在嘴里。为此，他吃的东西只好先磨碎，用近似饮水的方法进食。据说他在 64 年里共打嗝 4.3 亿次。

最响的打嗝纪录可在英格兰的一家医院里查到。1769 年 3 月 25 日，一位青年男子住进了医院，他的打嗝声竟可在 1500 米以外听见。

胃内食物经过胃酸等化学物质的作用，使进入胃内的食物团变成粥状的食糜，然后随着胃的蠕动，分批通过幽门，进入小肠。由此看出，胃不仅是食物的临时仓库，还是食物的加工厂，它的工作为食物的进一步消化和吸收打下了基础。所以胃不仅是食物的临时贮存库，还是食物的加工厂。

▶ 小肠——吸收营养的基地

小肠是吸收营养素的场所，大部分消化过程是在小肠里发生的；在那里，蛋白质和脂肪最终变成人体组织可以利用吸收的东西。

小肠是消化道中最长的一段，也是消化食物及吸收营养的重要场所。小肠全长 5~7 米，上接胃的幽门，下与盲肠相连，盘绕于人体的中下腹部，由十二指肠、空肠、回肠组成。

十二指肠，相当于 12 个手指并在一起那么长，故有其名。由于胆总管和胰腺管开口于十二指肠，因此有助于消化分解食物，占有特别重要的地位。因病切除全部胃尚可保住病人的生命，但若切除十二指肠则有很大的危险性。

空肠连接十二指肠，占小肠全长的 $\frac{2}{5}$，位于腹腔的左上部。

回肠位于右下腹，占小肠全长的 $\frac{3}{5}$。空肠和回肠之间没有明显的分界线。

小肠表面有大量线状凸起，叫作绒毛；小肠内壁黏膜之上有环形皱褶，这就使小肠黏膜的面积增大了30倍，达10平方米。黏膜还有丰富的肠腺，分泌小肠液，其中含有多种消化酶，能把食糜中糖、蛋白、脂肪分解成小分子物质，这些都对小肠的吸收非常有利。

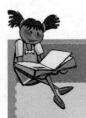

拓展阅读

小肠的运动形式

小肠的运动形式主要有：

（1）紧张性收缩，它使小肠保持一定的形状和位置，并使肠腔内保持一定压力，有利于消化和吸收。

（2）分节运动，其作用是使食糜与消化液充分混合，增加食糜与肠粘膜的接触，促进肠壁血液淋巴回流，这都有助于消化和吸收。

（3）蠕动，其作用是将食糜向远端推送一段，以便开始新的分节运动。

消化过的液状食物就通过绒毛被吸收，进入绒毛内的毛细血管。到此为止，食物已进入到血液。如我们已经知道的，血液把这些食物输送给人体组织的所有细胞，细胞再利用食物向人体提供能量和进行修补所需要的物质。

每餐食物在胃里的停留时间不过三五个小时，可是要通过小肠却要走几个小时，甚至十几个小时。原来，小肠的运动是一种向前推进式的蠕动。

其蠕动速度很慢，每分钟约1～2厘米。小肠的肌肉不停地收缩，这叫作蠕动。这种有规律地蠕动与消化液的充分混合，为小肠黏膜上的绒毛吸收营养物质提供了方便。同时，这种蠕动把消化了的食物推入大肠。

小肠黏膜上的绒毛，约有5百万根，插入食糜之中，由于

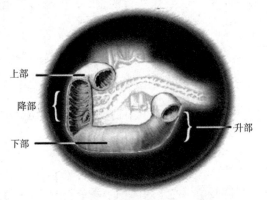

十二指肠结构

上部

降部

下部

升部

它的摆动和上下收缩，凡是可以被吸收的营养物质，几乎都被吸收，余下的残渣被排入大肠。

急性肠炎是一种常见的肠道疾病，它是由于食进含有病原菌及其毒素的食物，或饮食不当，如过量的有刺激性的不易消化的食物而引起的胃肠道黏膜的急性炎症性改变。其病理表现为胃肠道黏膜的充血、水肿、粘液分泌增多，有时伴有出血及糜烂。在我国以夏、秋两季发病率较高，无性别差异，一般潜伏期为 12～36 小时。

恶心、呕吐、腹泻是急性胃肠炎的主要症状。为什么急性胃肠炎会引起呕吐和腹泻呢？这是通过神经反射作用而产生的。在患急性胃肠炎时，由于细菌、毒素或胃肠黏膜的炎症，刺激了消化道的感受器，冲动传入延髓的呕吐中枢，引起呕吐中枢兴奋，通过传出神经分别到达胃、膈肌、呼吸肌、腹肌及咽、腭、会厌等处，引起一系列协调运动，而组成了呕吐动作。同时由于肠黏膜的炎症刺激，使肠内容物增多，直接或反射地引起肠蠕动增强，吸收功能减低，而出现腹泻。

由于呕吐和腹泻在某种情况下对人体有一定的保护作用，所以临床上应根据不同情况采取不同措施，如食物中毒或误服毒物，不仅不应给予止泻药，相反，应给予催吐和泻下药，以促进毒物的排出。如果因消化道炎症而引起的呕吐和腹泻，为了减少水盐代谢及电解质平衡失调给机体带来的不良影响，应在积极治疗病因的同时，给予止吐及止泻治疗。

肠炎极为普遍，全世界每年发病 30～50 亿人次，尤以发展中国家发病率和病死率为高，特别是儿童。因此，我们必须注重肠炎的预防。

冬季是肠炎的多发季节，这种传染性极强的肠炎年底和年初发病几率比较高，并很容易出现集体感染。主要传染途径可能是人对人的直接传染，也可能空气间接传染。一般来说，抵抗力较弱的儿童是易感人群，另外，饮食不当导致的腹泻会引起肠炎。病人一旦感染，主要出现剧烈呕吐和腹泻等症状。

天气变冷，人们的抵抗力会变差，消化能力也会减弱，大家要小心照顾好肠胃，吃火锅要小心，别因贪吃未涮熟的食物而引发肠炎。此外，冬季人的食欲提高，多食暴饮易使胃肠负担加重，造成功能紊乱，如果人体又受冷刺激后会产生一系列生理变化，肠胃的免疫功能会下降，导致病原微生物容易趁虚而入。所以预防腹泻的关键是注意食品卫生，保养脾胃，把住"病从口入"关。

值得注意的是，伤风感冒也可能引发腹泻，因此要注意防寒保暖。严重时一定要及时去正规医院就医。

大肠——食物残渣的贮存库

大肠是消化道的下端，长约 1.5 米，位于小肠的周围，分为宵肠、结肠和直肠 3 部分，它上接回肠，下通肛门，是消化道的末端。

盲肠是大肠起始部分，长 6~8 厘米，位于右髂窝内，向上通升结肠，向左连回肠。回肠、盲肠的连通口称为回盲口。回盲口处的黏膜折成上、下两个半月形的皱襞，称为回盲瓣，此瓣具有括约肌的作用，可防止大肠内容物逆流入小肠。在回盲瓣的下方约 2 厘米处，有阑尾的开口。阑尾就是宵肠下端的一个小"尾巴"，呈蚯蚓状，一般长 7~9 厘米，如果食物残渣堵塞或掉入，易引起阑尾炎。

结肠是介于盲肠和直肠之间的部分，按其所在位置和形态，又分为升结肠、横结肠、降结肠和乙状结肠 4 部分。

直肠为大肠的末段，长 15~16 厘米，位于小骨盆内。上端平第三骶椎处接续乙状结肠，沿骶骨和尾骨的前面下行，穿过盆膈，下端以肛门而终。

直肠周围有内、外括约肌围绕。肛门内括约肌由直肠壁环行平滑肌增厚而成，收缩时能协助排便。肛门外括约肌是位于肛门内括约肌周围的环行肌束，为骨骼肌，可随意括约肛门。

大肠的直径较粗，而且蠕动缓慢，是食物残渣的贮存场。残渣在大肠中进行加工，主要是吸收水分，食物中余下的那些不可消化的部分，通过大肠进入大肠的被称作直肠的最下部分。最后，这些不可消化的食物从肛门排出体外。当粪便被推入直肠后，人体便会产生便意。

基本小知识

大肠的功能

　　大肠的主要功能是进一步吸收粪便中的水分、电解质和其他物质，形成、贮存和排泄粪便。同时大肠还有一定的分泌功能，例如杯状细胞分泌黏液中的黏液蛋白，能保护黏膜和润滑粪便，使粪便易于下行，保护肠壁防止机械损伤，免遭细菌侵蚀。

如果吃的食物过于精细，食物残渣较少，在大肠中停留的时间过长，水分吸收过多，就易产生便秘，造成排便困难，因此人们每日应吃些蔬菜或杂粮等食品，并养成定时排便的良好习惯。

按照人体生理卫生的要求，最好每天通大便一次，以利于消化系统有节律地运转。有不少青少年大便没有规律，有时大便便意来了，因为贪玩，便强忍着，使便意消失，这样会影响肠子的排泄功能，使肠蠕动变得迟钝，以后可能很久不再会有便意。这样，粪便在肠内停留时间过长，由于水分被吸收，积存在肠内的粪便就变得又干又硬，即使大量饮水，也不能使粪便再变软。有些青少年经常便秘，或大便时非常吃力，拉下的粪便又燥又硬，细查原因，大都是平时大便没有规律，并且有强忍大便的习惯。

强忍大便还会引起其他疾病。譬如，粪便在肠道中停留时间过长，就会压迫肠壁的静脉，使肛门直肠周围的静脉血液不易回流到心脏，肛门直肠附近的静脉发生血液淤滞，就易形成痔疮。有痔疮的人，强忍大便会使痔疮出血更加严重。同时，粪便过硬，大便时就要拼命屏气用力，这会增加腹腔内的压力，使原来有脱肛症状的人更加痛苦，大便后坠出的肛门较难回复。

此外，有高血压和冠心病的中老年人，更不能强忍大便，要保持按时大便的习惯，促使大便通畅。否则，造成便秘时再用力屏气排便，会使血压升高、心肌缺血缺氧，诱发脑血管破裂或心肌梗塞，将会危及生命。

放屁，是人体胃肠道通过向下蠕动，将其中气体排出肛门的过程。那么，人体内的气体是从哪儿来的呢？

原来，人们进餐、喝水、吞咽时，会把空气带入胃肠。唾液泡沫和食物中的气体也会经口腔潜入体内。除了外来空气，潜伏在人体肠道内数以亿计的各种细菌，它们在帮助发酵、分解消化道中食物的同时，也会产生气体。此外，肠中的细菌把血中弥散到结肠的尿素分解为氨。上消化道分泌的重碳酸盐和胃酸会混合产生二氧化碳。这些体内产生的气体约占胃肠道气体的30%～40%。

胃肠道里的气体会通过暖气，从胃向上经口而出；也会经肠壁吸收弥散入血液，然后由肺呼出。肠内大部分气体经肠蠕动快速下行，悄悄从肛门溜出体外。肠道气体积聚较多，肠肌向下推进速度较快，而气体出口——肛门周围肌肉收缩，肛门紧闭时，肠内气体受到挤压形成一个高压区。当气体强行通过肛门，气流产生振动，像口吹簧片，会发出响声。在一般饮食下，正常人每小时排屁17～60毫升，每天排屁400～1500毫升，差异很大。

人排的屁中99%的气体是无臭的，主要有氮、二氧化碳、氧、氢及甲烷等5种。其余不到1%的气体如氨、挥发性胺、硫化氢、粪臭素、吲哚等则散发着令人难闻的臭味。屁中除氧和氮来自空气，其他大都由细菌发酵分解产生。

由于每个人的生活习惯和饮食结构不同，所产生屁的数量和气味也不相同。习惯张口呼吸、吞咽唾沫、经常嚼口香糖的人和咀嚼困难的老人，会吞入较多的空气进入胃肠，这些人的放屁相对要多一些。有些食品的本身含有较多的气体，如面包、蛋糕、饮料等，还有卷心菜、韭菜和各种豆类蔬菜，含有大量不易消化的多糖和纤维素，它们在结肠内被肠菌发酵分解为二氧化碳、氢、甲烷，多吃了这些食物就会频繁放屁。由于大蒜、洋葱和韭菜内含有硫化合物，肠菌将它们分解为含硫化氢和硫醇的气体，所以多吃之后排出的屁特别臭。许

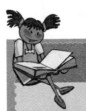

拓展阅读

大肠内细菌的作用

　　人体大肠内细菌构成一个巨大而复杂的生态系统，对于维持人体正常的内环境稳定具有十分重要的作用。大肠内细菌中含有酶，能使纤维素和糖类分解或发酵，产生乳酸、乙酸、二氧化碳和甲烷等，还可使脂肪分解成脂肪酸、甘油和胆碱等。结肠中的细菌，还能合成微量的维生素，对人体代谢和维持某些功能具有重要作用。

多人肠道内缺乏乳糖酶，不能消化吸收牛奶中所含的乳糖，一旦喝牛奶后，就会腹胀并产生大量的屁。除此以外，肠道有炎症时肠菌过度繁殖，直接作用于营养物质，干扰胃肠正常蠕动，产气排屁也会增加。可见，放屁是人体的正常生理现象，一般不必介意。

▶ 肝——人体的化学加工厂

　　在人体消化道的周围分布着许多大大小小的消化腺，它们就像一个个"化工厂"，生产着消化食物所需的各种酶，其中较大的消化腺有口腔的唾液腺（腮腺、舌下腺、颌下腺）、肝脏、胰腺等，唾液腺主要分泌唾液、淀粉酶等，这里主要介绍人体内最大的消化腺肝脏。

肝脏是人体最大的消化腺，位于人体的右上腹部。正常成人的肝脏重1100～1450克，约占体重的 $\frac{1}{50}$，肝脏分为左右两叶，由许许多多的肝细胞组成。

胆汁就是由肝细胞产生的，胆汁经胆总管而流入十二指肠，参加油脂类食物的消化，或经肝管进入并贮存于胆囊，当消化时再由胆囊排入十二指肠。成人的肝脏每天能分泌800～1000毫升胆汁。平时贮存在胆囊里，胆囊大约可容纳40～70毫升胆汁。一旦进食时胆汁便从胆管进入十二指肠，直接作用于脂肪的消化和吸收。肝功能障碍时，胆汁分泌就会减少，还会出现脂肪消化不良现象。

每个人都知道肝脏的重要，但它究竟能发挥多大的作用，却不是每个人都能回答出来的。有人曾经这样比喻肝脏：假如人体是一个化工联合大企业，肝脏就是最重要的化学工厂。为什么这样说呢？

因为人体在从事各项运动时，需要付出许多能量；在吃东西时，需要分泌出各种消化液；在读书写字时，需要吸收对视力有帮助的一些维生素。总而言之，我们每干一件事，几乎都需要肝脏的帮助。

根据科学家分析，肝脏能做500项以上的工作。它之所以有这么大的本领，最主要的原因是肝脏能产生多种多样的酶。据估计，人体总共有2000种左右的酶，而肝脏就能生产近1000种。

说起肝脏的功能有很多，但归纳起来有3项最主要的功能，那就是解毒、贮存营养和制造胆汁。

人类在饮食或服用药物时，常常会把一些有毒物质带入体内，而且肠子中的细菌也会产生毒素。如果这些有毒物质直接通过血管随血液流向心脏，人很快就会死亡。但是，它们要先经过肝脏处理，在那儿，有毒物质只要经过几秒钟就被"解除武装"，失去了原有的毒性，原因就是肝脏给它们解了毒。例如爱喝酒的人都应该感谢肝脏，因为酒中含有对人体有害的酒精，而肝脏却能把酒精变为无害的二氧化碳和水。当然，如果酗酒过量，肝脏无法分解过多的酒精，最终会因为压力过大而损坏肝脏。

肝脏的另一个重要功能是贮存营养，可合成多种蛋白质和储存糖。它能把血液中过多的葡萄糖转变成糖原，贮存起来，这样既能防止血液中糖分过高而影响身体，又可以把糖原再转变成葡萄糖送入到血液中，为人体提供需要的能量。

同时，调节血糖的浓度，

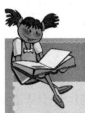

拓展阅读

肝脏不好的症状

（1）全身倦怠感日趋严重。

（2）食欲不振，有恶心感觉。

（3）持续性微热，或发恶寒。

（4）注意力不容易集中。

（5）酒量突然减少。

（6）脸色晦暗失去光泽。

（7）皮肤呈黄疸色，或觉搔痒。

（8）尿液变为啤酒色。

（9）肝掌、蜘蛛痣。

（10）头昏。

（11）全身发黄，特别是巩膜发黄。

当由于饥饿血糖浓度下降时，肝脏将储存的糖分解，补充到血液中；而饭后血糖浓度升高，人体又不能充分利用时，过剩的糖就可以储存于肝脏，这样就可以保持人体恒定的血糖水平。

我们知道，在消化高蛋白和脂肪类食物过程中，胆汁是不可缺少的消化液。有人认为，胆汁是在胆囊中生成的，这个观点是不正确的。实际上，肝脏才是真正制造胆汁的器官，而胆囊仅仅是贮存胆汁的场所。

肝脏的再生能力很强。在动物实验中，正常的肝脏被切除 70% ~ 80%，这个"化工厂"仍继续开工不倒闭，而且过了 6 周又会再生到原来的大小。但是，人的肝脏约需一年时间才能恢复到原来的肝重量。

此外，肝脏可以移植。最早的肝移植是在 1963 年 3 月，由美国的斯坦兹医生为一个先天性胆道闭锁的小儿作的肝移植。但由于手术并发症，特别是免疫排斥的原因，这类手术一直停滞不前。

直到 1980 年初，由于防止免疫排斥药物环孢素 A 的问世，才使肝移植的疗效直线上升。至 1990 年，全世界已有 5000 余人作了肝移植，存活 5 年以上的有 3500 人，最长达 20 年。

选择新鲜健康而有功能的供肝十分重要，最理想的是从实行脑死亡标准的人身上取肝。脑死亡的概念是 1968 年美国哈佛医科大学提出来的。

肝脏多来自心跳停止的尸体。取下的肝脏还要经过一系列处理，要冲洗至冲洗液发白和肝脏发白，放入有特制的液体的塑料袋，再放入盛有少量冰水的塑料袋中，并放入冷藏保管箱。

移植时，要切除病人的病肝，换上移植肝，吻合肝动脉、门静脉、肝上下腔静脉和肝下下腔静脉 4 根血管，最后进行胆道重建。肝移植主要用于各种终末期肝硬化，如原发性胆汁性肝硬化、慢性进行性肝炎、肝硬化和儿童先天性胆道全闭锁肝硬化。肝移植仍处于发展阶段，有许多问题尚有待进一步解决，以提高肝移植的远期疗效。

乙肝是肝病里较为复杂的一种。乙肝难以根治，治疗上目前没有特效药。所以乙肝应该从多方面综合治疗：①要有克敌制胜的坚强意志，"怒则伤肝"，要保持愉快心情；②病毒活动期患者必须卧床休息，等到病情稳定，转氨酶不升高时才能适当活动；③乙肝用药如用兵，多则有害，少则无效，针对自己的病情，在专家指导下选择服用抗病毒药、调整免疫药、活血化瘀药、抗纤维化和促进肝细胞再生的药物，切勿有病乱投医滥用药；④保持生活有规律，合理安排饮食，饮食以清淡为主。

知识小链接

乙 肝

乙肝全称是乙型病毒性肝炎，是一种由乙型肝炎病毒感染机体后所引起的疾病。乙型肝炎病毒是一种嗜肝病毒，主要存在于肝细胞内并损害肝细胞，引起肝细胞炎症、坏死、纤维化。

　　乙肝难治，但是不难防。如果我们大家把好预防这一关，乙肝就并不可怕，乙肝的预防包括：广泛推行乙肝疫苗的接种工作；保持积极的心态与乐观的情绪，坚定战胜疾病的信心；了解和掌握乙肝病的一些防治知识，养成并坚持良好、科学的生活规律；合理调配营养与食疗，忌烟酒，少食油腻之物，避免便秘；注意起居和个人卫生，根据气温增减衣服，积极预防各种感染；积极配合医生治疗，在医生指导下用药，定期复查肝功能。

　　乙肝病毒感染人体后，如果身体抵抗力强，免疫功能正常，而且治疗及时，那么乙肝病毒会很快被清除，乙肝在急性期就能治愈。但一旦乙肝病毒没能及时清除，乙肝会转为慢性，病毒会长期携带，检查表现为乙肝抗原阳性，这就是我们所说的乙肝病毒携带者。如果乙肝病毒在肝细胞内活动，复制繁殖，则可以出现临床症状，常见症状有：感觉肝区不适、隐隐作痛、全身倦怠、乏力，食欲减退、感到恶心、厌油、腹泻。病人有时会有低热，严重的病人可能出现黄疸，这时应该及时到医院就诊，如果延误治疗，少数病人会发展成为重症肝炎，表现为肝功能损害急剧加重，直到衰竭，同时伴有肾功能衰竭等多脏器功能损害，病人会出现持续加重的黄疸，少尿、无尿、腹水、意识模糊、谵妄、昏迷。慢性乙肝患病日久，将会沿着"乙肝—肝硬化—肝癌"的方向演变，这就是我们常说的"乙肝三步曲"，所以患乙肝后应采取治疗措施，并定期检查身体。

◆▶ 胆囊——胆汁的贮存地

　　胆囊在右上腹，肝脏的下缘，附着在肝脏的胆囊窝里，借助胆囊管与胆总管相通。它的外形呈梨形，长 7~9 厘米，宽 2.2~3.5 厘米，其容积为 30~50 毫升，分为底、体、颈 3 部。底部游离，体部位于肝脏脏面的胆囊床内，颈部呈囊状，结石常嵌于此。胆囊管长 2~4 厘米，直径约 0.3 厘米，其内有螺旋式黏膜皱襞，有调节胆汁出入作用。胆囊管及其开口处变异较多，手术时常易损伤此处。

胆囊属于消化系统，它的主要功能如下：

储存：这是胆囊的主要功能，空腹时胆囊舒张，胆汁进入胆囊。

浓缩：胆囊壁吸收储存胆汁的水分和氧化物，可使胆汁浓缩 6~10 倍。

分泌：胆囊壁每 24 小时分泌约 20 毫升稠厚黏液，除保护胆囊的黏膜不受胆汁侵蚀外，还有润滑作用，有利于胆汁的排出。

收缩：胆囊的收缩自胆囊底开始，逐渐移向胆囊管，使胆汁排入胆总管，继之入肠道。

如果因为某种疾病需要切除胆囊，对人体整体功能影响不大。因为胆汁可直接排入肠道参与消化功能，而且其机体功能可以通过代偿而适应。

最常见的胆部疾病就是胆结石，那么，胆道里边为什么会生"石子"呢？

一般认为，胆结石的形成主要有 3 个条件：

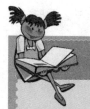

拓展思考

胆囊切除后

胆囊切除后，胆道内胆汁的逆流现象增多，因而胆道感染的机会也增加，空腹时胆汁也会连续进入肠道，没有食物和胃酸中和，胆汁在十二指肠蓄积，达到一定压力后逆流入胃，胆汁中的卵磷脂对胃黏膜的损害很大，会引起胆汁反流性胃炎。

第一，胆汁性质改变，胆汁中胆固醇或胆色素成分增多，它们是形成胆固醇结石、胆色素结石或两种成分都有的混合型结石的"原料"。

第二，胆道系统里有发炎或蛔虫阻塞等原因，使胆汁流出不畅，胆汁淤积，胆汁里的结石"原料"就容易析出和沉淀。

第三，以较大的胆固醇或

胆色素颗粒、细菌、蛔虫卵或死蛔虫残体等作为结石核心，由胆固醇或胆色素逐步沉积而形成结石。

　　胆结石是常见疾病，随着脂肪饮食增加，以及运动量减少，人就会发胖，会直接影响胆汁成分，使胆汁中胆固醇、胆色素含量增加。另外，胆道系统发炎的机会很多，尤其农村中蛔虫病发病率仍很高，容易并发胆道蛔虫症，这些情况增加了胆汁淤滞、结石生成的机会。一旦胆石形成，经过一定时间就会越来越多、越来越大。

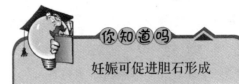

你知道吗

妊娠可促进胆石形成

　　研究发现，妊娠可促进胆囊结石的形成，并且妊娠次数与胆囊结石的发病率呈正相关。由于孕期的雌激素增加使胆汁成分发生变化，可增加胆汁中胆固醇的饱和度，而妊娠期的胆囊排空缓慢，还有孕期和产后的体重变化及饮食结构也将影响胆汁成分，改变了胆汁酸的肠肝循环，促进了胆固醇结晶的形成。

　　为了预防胆结石，我们应该重视控制饮食，避免过多摄入高脂肪食物，这样可以减少体内脂肪类物质，也不至于引起脂肪代谢紊乱，并能减少体内胆固醇、胆色素的含量。另外，多吃新鲜蔬菜与水果，增加维生素，也是防止胆结石形成的有效方法。

　　积极参加体育运动，增强内脏功能，不仅能防止胆汁淤积，也能减肥，更能增加身体抵抗力，避免胆道系统发炎。及时治愈蛔虫病或胆道发炎等疾病，都是预防胆结石的重要措施。

➡️ 排泄废物的肛门

　　肛门是肛肠的末端，也是人体的一种器官，它位于臀部之间。主要有以下结构：

肛管是消化道的末端，男性肛管前面与尿道及前列腺相毗邻，女性则为子宫及阴道，后为尾骨，周围有内、外括约肌围绕。

　　齿线为直肠与肛管的交界线，由肛瓣及肛柱下端组成，该线呈锯齿状，故称齿线（或称梳状线），为重要的解剖标志。

　　直肠柱（肛柱），是齿线以上的黏膜。由于括约肌收缩，出现 6～10 个纵行条状皱襞，长 1～2 厘米，此柱在直肠扩张时可以消失。直肠柱内有直肠上动脉终末支和由直肠上静脉丛形成的同名静脉，内痔即由此静脉丛曲张、扩大而成。

　　各直肠柱下端之间，借半月形黏膜皱襞相连，此皱襞称肛瓣。肛瓣与直肠柱之间的直肠黏膜形成许多袋状小窝，称肛窦（肛隐窝）。窦口向上，深 3～5 毫米，底部有肛腺的开口。

　　肛瓣下方有 2～8 个三角形乳头状突起，称肛乳头。肛瓣受撕裂，可导致肛裂、肛窦炎及肛乳头炎等。正常肛管内有 4～8 个肛腺，多集中在肛管后壁，每个肛腺开口于肛窦处。

　　肛腺在黏膜下有一个管状部分，称肛腺管。肛腺管在黏膜下层分成葡萄状支管，$\frac{2}{3}$肛腺向下向外伸展到内括约肌层，少数可穿过该肌到联合纵肌层、极少数可进入外括约肌、甚至到坐骨直肠间隙。肛腺多是感染的入口，少数也是发生腺癌的部位。

　　白线位于齿线和肛缘之间，直肠指诊时可摸到一沟，为内括约肌下缘和外括约肌皮下部的交界处，一般看不到，只能摸到。

　　直肠上端在第三骶椎平面，上接乙状结肠，在齿线处与肛管相连。长 12～15 厘米。直肠上端的大小似结肠，其下端扩大成直肠壶腹，是粪便排出前的暂存部位，最下端变细接肛管。

　　肛管、直肠肌肉有两种功能不同的肌肉，一为随意肌，位于肛管之外，即肛管外括约肌；另一为不随意肌，在肛管壁内，即肛管内括约肌；中间肌层为联合纵肌，既有随意肌又有不随意肌纤维，但以后者较多。以上肌肉能保持肛管闭合及开放。

肛门主要有 3 个作用：释放出人体中的废气，即排遗；排泄出人体中的废物，即排移；最后一个作用是把排泄物夹断。

痔疮是一种十分普遍的肛肠疾病，因为其常见性、易发性、普遍性，所以通常有"十人九痔"之说，痔疮分为内痔、外痔和混合痔 3 种。

◎ 痔疮形成主要有以下的原因

解剖学原因：人在站立或坐位时，肛门直肠位于下部，由于重力和脏器的压迫，静脉向上回流颇受障碍。直肠静脉及其分枝缺乏静脉瓣，血液不易回流，容易瘀积。其血管排列特殊，在不同高度穿过肌层，容易受粪块压迫，影响血液回流。静脉又经过黏膜下层的疏松组织，周围缺乏支架固定，容易扩张屈曲。

遗传关系：静脉壁先天性薄弱，抗力减低，不能耐受血管内压力，因而逐渐扩张。

职业关系：人久站或久坐，长期负重运行，影响静脉回流，使盆腔内血流缓慢和腹内脏器充血，引起痔静脉过度充盈，静脉壁张力下降，血管容易瘀血扩张。又因运动不足，肠蠕动减少，粪便下行迟缓，或习惯性便秘，可以压迫和刺激静脉，造成局部充血和血液回流障碍，引起痔静脉内压力升高，静脉壁抵抗力降低。

局部刺激和饮食不节：肛门部受冷、受热、便秘、腹泻、过量饮酒和多吃辛辣食物，都可能刺激肛门和直肠，使痔静脉丛充血，影响静脉血液回流，以致静脉壁抵抗力下降。

肛门静脉压力增高：因肝硬变、肝充血和心脏功能代偿不全等，均可使肛门静脉充血，压力增高，影响直肠静脉血液回流。

腹内压力增加：因腹内肿瘤、子宫肿瘤、卵巢肿瘤、前列腺肥大、妊娠、饮食过饱或蹲厕过久等，都可使腹内压增加，妨碍静脉的血液回流。

肛门部感染：痔静脉丛先因急慢性感染发炎，静脉壁弹性组织逐渐纤维化而变弱，抵抗力不足，而致扩大曲张，加上其他原因，使静脉曲张逐渐加重，生成痔块。

从本质上讲，痔疮是由于人类直立后，低于心脏的静脉血不能克服地心的引力淤积在痔静脉。

痔疮虽然很常见，但是患了痔疮不及时治疗，将会引发其他疾病，痔疮的危害不可小觑。

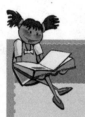

拓展阅读

内痔、外痔的表现

内痔一般没有疼痛症状，唯一的表现就是大便后便血，颜色鲜红，出血似滴状，也可为喷射状。有时有软性肿物脱出，便后能缩进肛门，粪便形状、色质正常，粪块内无脓血。外痔以发痒、胀痛、异物感为主要症状。在肛门边缘可以触摸到隆起的软性肿物，大便后肛门部粪便不易擦干净，劳累或大便干燥时便后肛门部不适、疼痛，但无出血现象。

痔疮最主要的症状是便血和脱出，大便时反复多次地出血，会使体内丢失大量的铁，引起缺铁性贫血。这是因为在正常情况下铁的吸收和排泄保持平衡状态，铁的丧失量很微小，正常成年男子每日铁的丧失量不超过2毫克，而便血的患者，若每日失血量超过6~8毫升则丢失铁3~4毫克以上。若长期便血，丢失大量的铁，使体内含铁总量低于正常值，能引起缺铁性贫血。

因痔疮失血而导致的缺铁性贫血，一般发展缓慢，早期可以没有症状或症状轻微，贫血较重或进展较快时，则会出现面色苍白、倦怠乏力、食欲不振、心悸、心率加快和体力活动后气促、浮肿等，一些患者可出现神经系统症状如易激动、兴奋、烦躁等，有人认为是细胞内铁酶缺乏所致。以上这些症状均可通过纠正贫血、治疗痔疮后消失。因此若发现患有痔疮，应尽早治疗，以免出现上述症状，使治疗复杂化。

人体清洁工——排泄系统

人体在新陈代谢过程中不断产生不能再利用甚至是有毒的废物，同时，在摄取食物时将过多的水、盐以及一些有毒的物质摄入体内，这些没用的物质必须不断排出体外，才能保证人体的健康。排泄系统就是这一使命的执行者。排泄系统在排出人体主要排泄物的同时还具有调节体内水、盐代谢和酸碱平衡，维持体内环境的相对稳定的功能。

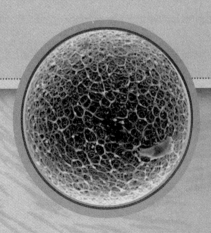

▶ 皮肤和出汗

我们知道新陈代谢是维持生命的基础，通过新陈代谢，消化吸收的营养物质转变成自己身体的一部分，而身体的一部分物质在不断氧化分解，会产生一些人体不需要的物质。所以，我们的身体从外界摄入食物、吸收氧气的同时，必须及时排出代谢不需要的物质，这就是排泄。

排泄的途径有 3 条，一条是把二氧化碳和一些水以气体形式排出；另一条以尿的形式排出，它是排泄的主要途径；排泄的第三条途径，即出汗。

出汗是人人都经历过的。特别在赤日炎炎的盛夏，动不动便汗流浃背，浑身湿透，脸上汗水流淌到嘴边，舌头不巧尝到汗水带有咸味。身临此时此景，人们常要埋怨天太热。但从另一角度分析，确实该好好感谢遍布身体表面的 200 万～500 万个汗腺，要不是它们默默无闻以每小时总汗量达 1.5 升的速度流淌着汗水，带走人体内大量多余热量，人在高温条件下是难以忍受的。生物学家认为，人体表面具有这么多汗腺，是人类的运气。有的动物如狗，因为皮肤上汗腺甚少，天气转热，跑一阵下来，只好依靠肺部的剧烈呼吸和张口伸出舌头散热。

基本小知识

出汗的四种形式

（1）温热性出汗。这类出汗是由外界温度升高而引起的，一般除手掌和足趾以外，全身其他皮肤都可出汗。

（2）精神性发汗。这类出汗是由精神兴奋或痛觉刺激等原因所引起，发汗主要见于手掌、足趾和腋窝 3 个部位。

（3）味觉性出汗。这类出汗属于一种生理现象，如吃某些刺激性的食物后引起的多汗。

（4）运动性出汗。这类出汗属于一种生理运动所产生的汗。

当然，出汗不仅有散热作用，还有排泄废物的功能。因为人不仅夏季出汗，春季、秋季甚至冬季也都会出汗，只是出得少些，并且到了皮肤表面很快蒸发掉或吸收到内衣裤中。就在皮肤悄悄出汗的过程中，也将体内多余的无机盐、尿素和乳酸排到体外。这就是汗水会带有咸味，内衣、内裤会很快变脏的原因。

为了理解出汗是人体的一种排泄，有必要从皮肤的纵切面上看看汗水是从哪儿冒出来的。皮肤是由表皮和真皮构成的，真皮往里是皮下组织，也有人把它归作皮肤的一部分。表皮分为好几层，最里层每天总有几百万个新的表皮细胞在形成，并由里向外表面生长推移，取代最外层角质化、死掉脱落的细胞。实际上每过 27 天，成年人就要换一层新表皮。

真皮位于表皮下面，结实而富有弹性，是一个集神经、血管、腺体于一体的复杂网状结构。据粗略统计，每平方厘米表皮下的网状结构——大小相当于小拇指甲、厚约 3 毫米的空间中，平均约有 100 个汗腺、3.6 米长的神经、数百个感觉神经末梢、10 个毛囊、15 个皮脂腺和 1 米长的毛细血管。

下面我们着重介绍汗腺。汗腺是单管腺，伸向真皮深部或皮下组织内，盘曲成团的部分叫作分泌部，向表皮蜿蜒上行的部分叫作导管部，汗液是由分泌部的腺细胞分泌到管腔内形成的。汗腺根据分泌方式、所在部位的不同，可分为小汗腺和大汗腺。小汗腺以局泌方式泌出汗液，汗液沿长长的导管穿越表皮，通过直接开口于皮肤表面的汗孔排出。小汗腺分布于全身皮肤各处。大汗腺以顶泌方式泌出汗液，汗液沿短而直的导管，通过开口于毛囊的空隙排出。

有人指出，汗腺能排出一部分代谢废物，可以视为排泄的途径之一，但正常生理情况下就排泄数量而言，对机体的意义不大。唯有当人患严重肾疾时，汗腺增强排泄能力，才能在一定程度上起到代偿作用。

出色的血液净化器

我们常把流动的血液比作送货员和清洁工。其实人体真正的清洁工是排泄系统，因为肮脏的血液如果没有专门的血液净化器——肾脏给予处理，并把生成尿及时排出体外，血液岂不变得越来越脏？

肾脏呈红褐色，形如菜豆，大小跟人的拳头差不多。它位于脊柱两侧，紧贴腹后壁，一左一右，左肾比右肾略高。许多人对肾脏器官的名称很熟悉（俗称腰子），可对它的结构和生理功能的了解很少，不少人往往只笼统地知道它是产生尿的器官。

肾脏的剖面上，可把肾实质分为肾皮质和肾髓质两部分。皮质位于实质浅层，色较深，主要由许多肾单位组成，它是过滤肮脏血液的地方。髓质位于肾实质的深层，自外向中心呈纵行条纹状排列，汇总集合管、乳头管到肾盂，它是重吸收、生成尿的地方。

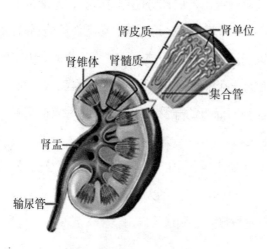

肾皮质　肾单位
肾锥体　肾髓质
集合管
肾盂
输尿管

肾脏的结构示意

肾单位是肾的结构和功能的基本单位，每个肾脏大约包括这样的肾单位 100 多万个。每个肾单位由肾小体和与它相连的肾小管组成。肾小体由肾小球和肾小囊组成，从结构上看，肾小球是一个动脉血管球，血液从一端沿多次分支的毛细血管流入，再沿重新汇合的血管到另一端流出，离开肾小球；

外围是管道盲端膨大并凹陷形成的双层杯状小囊，即肾小囊。肾小管起始于肾小囊，在肾小体附近弯曲缠绕伸入髓质，然后又返回皮质，最后经髓质的集合管汇入乳头管。

基本小知识

肾脏的功能

肾脏的基本功能是生成尿液，借以清除体内代谢产物及某些废物、毒物，同时经重吸收功能保留水分及其他有用物质，如葡萄糖、蛋白质、氨基酸、钠离子、钾离子、碳酸氢钠等，以调节水、电解质平衡及维护酸碱平衡。肾脏同时还有内分泌功能，生成肾素、促红细胞生成素、前列腺素、激肽等。

◉▷ 尿的生成

肾动脉直接由腹主动脉垂直发出，里面的血液以非常大的流量运动着：正常成年人安静时，每分钟流量有 1000～1200 毫升。需要指出的是，这样大的流量比心肌的血流量还大。不过它并不只是满足肾脏自身代谢的需求，而主要是让全身的血液在肾脏得到及时的净化处理，不然就难以维持身体内环境的相对稳定。

肾动脉入肾门后，作多次分支再分支，形成许多纵行的小叶间动脉。小叶间动脉向肾皮质外层辐射，最后每条小叶间动脉向旁边分出多条入球小动脉，它们分别进入各自的肾小体。要知道，肾小球毛细血管里的血液与肾小囊腔之间，只隔着薄薄的毛细血管壁和肾小囊壁，它是好像一种筛样的滤过膜，血液中除血浆蛋白和血细胞不能通过外，水分和小分子溶质全能通过。

因此，胱脏的血液流经肾小球的过程中，无机盐和各种有机物，如葡萄糖、蛋白质、钠离子、尿酸、尿素，还有水分都流入肾小囊中，于是就形成原尿。

比较一下血浆成分和肾小囊内原尿的成分，便可明白：肾小球的滤过作用是很初步的，原尿中除蛋白质含量明显减少外，其他成分跟血浆没有什么差别。另一方面从数量看，我们身体的两个肾脏每天通过肾小球滤过的原尿多达 180 升，相当于每分钟有 125 毫升，而实际上正常成人每天排出的尿量只有 1.5 升，相当于每分钟只有 1 毫升，尿量上的显著减少，充分说明从胱脏血液到原尿是尿生成的第一步。

尿生成的第二步是肾小管和集合管的重吸收。肾小囊内的原尿在流经肾小管和集合管时，由于出球小动脉再一次分支为毛细血管网，反复缠绕于肾小管和集合管周围，因而原尿中的绝大多数有用物质包括水，99% 以上都被重新吸收而返回血液中。

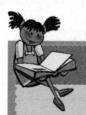

拓展阅读

尿的颜色与健康

正常的尿一般呈现淡黄色，但当人体泌尿器官或其他系统出现问题时，尿便有红、黄、棕、绿、蓝、白、黑等多种不同色彩。红色尿很常见，引起的原因也很多。黄褐色像浓茶样的尿多数见于黄疸患者。棕褐色似酱油样的尿常是血管内溶血引起的血红蛋白尿。白色尿的常见原因是丝虫病时引起的乳糜尿、严重泌尿道化脓感染引起的脓性尿。

我们再比较一下，原尿和终尿的成分，可以发现原尿经过重吸收变为终尿，后者成分中蛋白质、葡萄糖已消失，钠离子、钾离子等从相对浓度上是增加了，但绝对含量却明显减少。

不过话又得说回来，肾小管、集合管的重吸收能力不是没有限度的。拿葡萄糖来说，如果血液中糖的浓度每 100 毫升接近或高于 160 毫克，原尿中同样达到这么高的话，肾小管就无法将其中的葡萄糖全部回收，这样尿里便会出现葡萄糖，形成"糖尿"。

最后还须指出，在原尿变为终尿过程中，肾小管和集合管处不但能选择性重吸收身体需要的物质，同时管道细胞还能将一些多余或有害的物质主动地分泌、排泄到尿液中。例如氨在原尿滤过液中含量很低，可最终形成的终尿却反而有所增加，显然是由于肾小管、集合管道细胞分泌氨导致的。

总之，尿的生成经历滤过、重吸收和分泌 3 个过程。

▶ 膀胱与排尿

终尿形成后，沿着集合管、乳头管、肾小盏、肾大盏汇入肾盂，再出肾门通过输尿管集聚在膀胱里。

膀胱是一个贮尿的肌性囊袋，空虚时外形呈锥体形，顶端尖，朝向人体前上方，底部膨大，朝向后下方；充盈终尿时，外形像个练习拳击用的卵圆形吊袋。膀胱伸缩性颇大，成人一般装载尿液 0.5 升，最多可达 0.8 升。

膀胱充盈尿液时，它便向主人发出想要排尿的信息。这

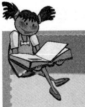

拓展阅读

尿量与健康

正常人每昼夜排出的尿量在 1000 ~ 2000 毫升，一般为 1500 毫升左右。在异常情况下，每昼夜的尿量可显著增多或减少，甚至无尿。每昼夜尿量长期保持在 2500 毫升以上的情况，称为多尿。每昼夜在 100 ~ 500 毫升范围，则称为少尿。如果每天尿量不到 100 毫升，可称为无尿。尿量太多，则体内丧失过甚，结果会导致脱水。尿量太少，代谢尾产物将聚积在体内，给机体带来不良影响，而无尿的后果，则更为严重。

个信息恐怕比其他任何信息来得权威和紧迫，哪怕主人在忙碌地工作、紧张地学习和沉沉地睡眠，大脑在可能情况下，总要优先考虑排尿，以便让机体减轻负担，排除不必要的烦恼和窘迫不安。

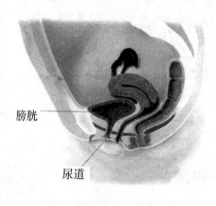

膀胱

尿道

膀胱在人体的位置

需要指出的是，排尿过程比单单倒空一口袋水要复杂得多。膀胱有两个叫作括约肌的阀，一个在底部，另一个更低一些。当膀胱内充满尿液鼓起时，第一个阀门开启，使主人产生尿意。当主人决定排尿时，先是膀胱顶部的肌肉收缩，然后下部的肌肉帮着挤，受主人控制的随意肌于是打开第二个阀门，尿才能顺利地排出。

人在幼儿时期，有意识控制第二个阀门的开闭要经过引导、训练才能逐渐学会，否则晚上睡眠时便会出现遗尿。如果发现幼儿有遗尿现象，父母应仔细了解原因，白天是不是太累了，精神是不是过度紧张，傍晚有没有饮大量开水，然后有的放矢地耐心教育，养成一些好的习惯，而不要简单生硬地责备打骂，要解除孩子精神上的负担。一般随年龄的增长，遗尿的毛病会自愈，少数顽固的遗尿，经久不愈，必要时可适当的以物治疗。

创造新生命的基地
——生殖系统

    人体的生命缔造是通过人体的生殖系统实现的。人体的生殖系统十分复杂，并且男女的生殖系统在结构、特征和功能等方面有着本质上的差别，而这方方面面的差别却是人体生殖的物质基础。从精子与卵子的相遇、结合到一个新生命诞生，期间的种种生命形式都是在生殖系统中进行的，如果其中任何一个环节出现问题，哪怕是小小的问题，都有可能导致新生命无法顺利诞生。

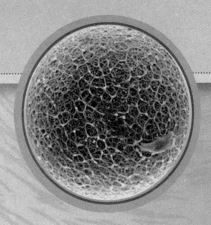

生儿育女的生殖器官

生殖系统是生物体内的和生殖密切相关的器官成分的总称。生殖系统的功能是产生生殖细胞，繁殖新个体，分泌性激素和维持副性征。

人类的生殖是通过男女生殖细胞的结合而实现的。生殖细胞产生于生殖器官。按生殖器所在部位，又分为内生殖器和外生殖器两部分。一般在体表可以直接看到的叫外生殖器，体表看不到的结构叫内生殖器。它们形状不同，执行的生理功能也不同。

每个人都有生殖系统，但是男性与女性的生殖系统不一样，小孩和大人的生殖系统也不一样。

知识小链接

生殖细胞

生殖细胞是多细胞生物体内能繁殖后代的细胞的总称。生殖细胞包括精子和卵细胞，均为单倍体细胞，即仅有23条染色体，其中一条是性染色体。物种主要依靠生殖细胞而延续和繁衍。

睾丸位于阴囊内，左右各一。扁椭圆体，分上下端，内外面，前后缘。表面包被致密结缔组织叫白膜。在睾丸后缘，白膜增厚并突入睾丸实质内形成放射状的小膈，把睾丸实质分隔成许多锥体形的睾丸小叶，每个小叶内含有2~3条曲细精管。曲细精管之间的结缔组织内有间质细胞，可分泌男性激素。

卵巢是产生卵子，分泌雌性激素的产地。卵巢位于盆腔内子宫两侧，左右各一，只有杏核般大小。发育成熟的女子，一般每月从一侧卵巢排出一个卵子。排出的卵子被转运到输卵管内逐渐成熟。一旦与精子相遇。精子与卵子结合便成为受精卵。

女孩在青春期后，通过脑垂体促性腺激素的作用，卵泡才开始发育，每月排一个成熟的卵子，直到 50 岁左右不再来月经了（绝经期）才停止排卵。女性的一生中可排卵 400 个左右，女性卵子的产生不仅有明显的周期性，而且比较复杂。

◑▶ 少女月经和少男遗精

月经是女性青春期的标志。女性进入青春期，就开始出现月经，月经就是女性子宫内膜周期性脱落出血的生理现象。一般为一个月左右一次，故称月经。

月经是由于卵巢激素周期性变化引起子宫内膜周期性的脱落而导致的阴道出血。青春期后卵巢在下丘脑与垂体所分泌的促性腺激素的刺激下逐渐发育。在垂体促卵泡激素的作用下卵泡逐渐生长，发育成熟，并分泌大量的雌激素，在雌激素的作用下子宫内膜增生变厚，呈增殖期变化。在黄体生成激素的作用下，成熟的卵泡破裂排出卵子，排卵后卵泡形成黄体，黄体细胞分泌孕激素，在雌激素、孕激素的共同作用下，子宫内膜进一步增殖，并由于其腺体上皮细胞分泌而呈现分泌期变化。若卵子未受精，黄体即开始萎缩，一般黄体的平均寿命为 14 天。黄体萎缩后，卵巢雌激素、孕激素水平迅速下降，使子宫内膜失去支持而萎缩，且由于缺血坏死而脱落，于是出现阴道出血，即通常所说的月经来潮。

女性月经第一次来潮称为初潮，初潮年龄大多数在 13 ~ 15 岁，有时也可能提早在 11 ~ 12 岁，延迟在 17 ~ 18 岁。初潮年龄的迟早与地理气候、种族、遗传、营养、体质等因素有关。初潮后有一段时间内，月经周期可能不规则，这是因为生殖器官尚未发育成熟，一般经过1～2年后才逐步变得规则起来。

月经开始的第一天为月经周期的开始，两次月经第一天的间隔时间称为一个月经周期，为28～30天。每次出血的时间称为月经期，为3～7天，月经周期及月经期的长短，因人而异。

女孩子到了青春发育期后，每28～30天中，就有3～5天阴道流血，流血量约50毫升，月月如此，很有规律，这就是月经。这样周而复始，经血月月来潮，直至45～50岁，卵巢功能衰退，月经才停止。

月经初潮是青春期开始的一个重要标志，女性在月经期间可照常学习、活动，但月经期由于内分泌的作用，身体机能发生各种变化，以致全身及局部抵抗力降低，如果不注意卫生，往往容易引起急慢性疾病，甚至影响女性身体健康及生育能力。因此在月经期要注意：

避免感染。月经期由于性激素的影响，盆腔脏器充血；子宫内膜脱落，形成创面；子宫颈口松弛；阴道内的酸度也因经血的冲洗而减低，丧失了抑制细菌繁殖的自然防御作用。为防止细菌上行性感染，应每天清洗外阴。

避免过度疲劳。月经期间可照常参加活动，但由于此时机体容易疲劳，抵抗力降低，所以应避免精神和体力的过度疲劳，不宜做剧烈的运动或重体力劳动，以防引起月经量增多或经期延长。

避免湿冷。过冷（特别是冷水）容易引起卵巢功能紊乱而导致月经失调。因此，月经期应尽量避免寒冷刺激，特别是防止下半身受凉，如淋雨、冷水洗脚、洗冷水澡等。

避免情绪波动。月经周期和神经精神活动密切相关，中枢神经系统的机能紊乱时，月经也会失调。因此，经期应尽量保持精神愉快，避免过度悲伤和恼怒。

知识小链接

月经周期的计算

两次月经第 1 天的间隔时间称为月经周期，因此月经周期的计算应包括月经来潮的时间。正常月经周期为 28～35 天，周期长短可因人而异，提前或错后 7～10 天可视为正常范围，只要能保持一定的规律性就不能认为是月经不调。

避免食用刺激性食物。经期易发生便秘，便秘可引起盆腔充血，故应多喝水，吃新鲜易消化的食物，保持大便通畅。

少男随着青春发育期的来临，身体里各个性器官也发育成熟，特别是雄激素——睾丸酮数量增加，它能促使睾丸生产精子，也能促进精囊、前列腺分泌许多液体。这样，少男的性器官就开始产生不少精液，其中有精子，也有精囊、前列腺分泌的液体。精液不断在身体内积聚，当达到一定数量而处于饱和状态时，就会排出体外。

少男遗精的发生，是生理与心理两种因素综合影响的结果，是完全正常的现象。一般每月发生 1～2 次，对身体并无影响。

少男出现遗精后，应注意有关遗精卫生。例如，建立正常的生活作息制度；正确理解性的知识，要注意性器官清洁卫生；不穿紧身衣裤，睡时足部不宜过暖等。

▶子宫，生命的摇篮

子宫是生命的摇篮。精子与卵子结合后，要进驻子宫，并定居 10 个月。

胎儿生长在一个完整的、充满着羊水的胎膜囊内。胎儿的脐部由脐带与胎盘相连，胎儿生长所需要的营养是通过胎盘从母体内摄取的。

刚开始的时候，新生命的成长比任何时期都快。首先动脉、静脉已形成，且有血液流动；其次，脑、肾、消化管已见雏形；接着，脐带已开始工作；再接着，心脏形成且开始跳动。

第二个月，胚胎外形已初步具备了人的模样。头占全身的一半，胚胎颜面开始显现，有舌及尚未成熟的牙床，臂上已有手指，腿上有了膝盖、足踝和脚趾，胚胎全身覆盖着一层薄薄的皮肤；大脑和性器官都开始发育，心脏跳动稳定，胃开始分泌消化液，肝脏开始制造血细胞；肾脏已开始工作，可排出血中的尿液；皮肤敏感性增强，对触觉刺激可做出反应。

第三个月，胎儿的器官系统开始工作，可以呼吸也可以排泄，胎儿身长约6~10厘米，体重50克左右，外生殖器已开始发育，嘴能张、合、吞咽，四肢可以活动；对外界刺激可以发生反应，如果碰碰他的眼睑，他会眯一下眼睛；碰碰他的手掌，手指可弯曲；碰碰他的嘴唇，他会咂一下嘴；触碰足跟，脚趾会张成扇形。

第四个月，胎儿身长13~17厘米，体重125克左右；骨骼系统进一步发育，胎盘已完全形成；胎儿四肢活动力增强，母亲可以感受到胎动，肌肉有所发育。

第五个月，头上长出了细茸的头发，眉毛和眼睫毛也长出来了，像绒毛似的胎毛覆盖全身；身长20~30厘米，体重250~300克；在子宫里取得一个适宜的位置；如果把耳朵紧贴母亲腹部，可以听到胎儿的心跳。

第六个月，胎儿身长 33 厘米左右，体重 600 ~ 700 克；皮下开始有脂肪；眼睛已完全长好，可以睁开和闭拢，还可环视周围，可正常呼吸，还有哭的表情，手可以攥成拳头。

第七个月，胎儿身长约 40 厘米，体重可达 1000 克，各器官发育齐全，已初步具备了生活能力。

第八个月，胎儿身长已长到的 43 厘米，体重 1750 克左右，这时生长很迅速，几乎充盈整个子宫；由于活动空间变小，胎儿活动减少；胎儿皮下逐渐长出脂肪，准备适应子宫外的气温变化。

第九个月，胎儿身长已长到的 50 厘米，体重达 2500 克左右，如果在这时出生，存活机会较大。

第十个月，胎儿发育成熟。临产时新生儿的体重平均在 3000 克左右。

▶ X，Y 染色体——性别决定的主宰者

成熟的精卵细胞结合就变成了受精卵。受精卵在子宫里落户，生长发育，经过 280 天（约 10 个月），一个成熟的新生命就会降临人世间。这是一个奥妙无穷的生理过程。更为奇妙的是婴儿为什么会有男女之分呢？性别差异由谁决定的呢？原来，每一种生物都有数目和形态稳定的一种特殊物质——染色体。例如，猴子是 42 条，家兔是 44 条。人是 46 条。这些染色体一半来自父亲，一半来自母亲。人的 46 条染色体组成 23 对，其中一对叫性染色体，决定人的性别；其他 22 对是普通染色体。性染色体又分为 X 和 Y 两类。男性的染色体是 XY 型配对的；女性的染色体是 XX 型配对的。显然，X 卵子与 X 精子相结合就成为女性；X 卵子与 Y 精子配对就成为男

性。实际上，几亿精子中，一半带 X，一半带 Y，是哪一种精子进入卵子，完全是偶然的，与父母的意愿无关。不过，就全人类来说，男性和女性的比例大体相等。

人类一代一代的繁衍，不管大自然发生怎样的变化，男女性别的比例始终比较接近。这是为什么呢？这不是上帝的安排，而是有科学道理的。

自然人口中男女的比例，在医学上叫性比例。在不同时期，性别比例是有差别的。受性染色体的影响，精子与卵子结合时有两种结果，即 X 精子与 X 卵子结合为女胎，Y 精子与 X 卵子结合为男胎。

性别比发生变化的重要原因是染色体的差异。女性有两条 X 染色体，发生缺陷时有余地补偿；男性只有一条，无法代偿。同时，X 染色体还带有控制人体免疫反应的基因，可使女性比男性多 20% 以上的 IgM 抗体，女性的雌激素也能增强分泌抗体的细胞，提高人体抗病毒感染的能力，降低动脉硬化、冠心病的发病率，所以上了年纪以后，女性显得多些。当然，人的寿命还与遗传、环境等因素密切相关。

具有神奇心理感应的双胞胎

正常的生育是一个成熟的卵子和一个精子结合为受精卵，并演变为一个胎儿的过程。但在某些情况下，妇女也会生产双胞胎甚至多胞胎。双胎（孪生）有两大类。一种是双卵（异卵）双胎，是妇女同时排出两个卵子，又各自和一个精子受精，成为两个受精卵，由于从不同的卵演变而来，各含有不同的遗传结构，其性别往往不相同，身体特征外貌也不一定相似。这种同一时间排出两个卵，多系女性生殖器官生理上不正常所致。双卵双胎占双胎总出现率的 $\frac{2}{3}$。另一种是在整个胚胎发育的早期，由于某种原因使受精卵在第一次分裂时形成 2 个卵裂球，两者各自发育成一个婴儿，叫单卵双胎，其胎儿具有相同的遗传性，在性别、血型、指纹、相貌、身材、行为、智能和性格特点上极为相似。双胎的产生可能与遗传因素有关。在有双胎的兄弟或姐妹家庭中，或在某些家谱中，双胎的出现率较高。另外也与临床上常用促性腺激素、氯酚胺等激素类药物来诱导排卵有关。这类激素有时会导致多排卵。多胎则是多卵同时受精的结果，也可由单卵分裂而来。

美国的路易斯·基思博士是一位孪生子分类专家。他本人就是孪生子。他的孪生兄弟——唐纳德·基思，现在是多胎妊娠研究中心的负责人。这对孪生兄弟强烈地感到，在孪生子之间存在着心灵感应。路易斯虽然只是偶尔打电话给他的兄弟，但他却说："我老是发现，当我打电话时，唐纳德已经等在那里了。"

趣味点击　黑白分明的双胞胎

双胞胎最大的特点就是相似性，特别是同卵双胞胎更是如同一个模子刻出来的。可是英国的一对名为凯恩和李梅的双胞胎竟然连肤色都不相同，她们一个是白皮肤，一个是黑皮肤。据统计，出现这种现象的概率只有百万分之一。

弗吉尼亚州的孪生姐妹之一鲁思·格罗费回忆说："我和我的孪生妹妹南希，年轻时都在纽约州奈亚克中学读书。有一次我们一起参加考试，有 6 个考题可供选择。监考人从这张桌子走到那张桌子，观察着每个考生的情况。当我交上考卷时，监考人请我留下，给我看了她在南希的考卷末尾写的几行字：南希和鲁思分开坐在本教室的对角位置。她们选择了相同的考题，并且几乎每句话，每个字都写得一样，我们推测她俩是孪生姐妹。看完这段文字后，我对监考人员点了点头，离开了考场"。

一位年轻的姑娘正感到腹疼的时候，有人告诉她，她的孪生姐姐因阑尾炎而住进了医院。当她和母亲赶到医院时，姐姐已被送到手术室。她们只得在外面等候。等了好久还不见人出来。母亲说："手术快结束了吧！"而双胞胎的妹妹却说："不，妈妈，我能感到医生正在割开阑尾，现在医生刚刚开始手术。"果然如此，后来医生证实，手术的时间推迟了。一位住在洛杉矶的妇女，她的同卵双胞胎的妹妹因飞机坠毁而身亡，恰恰就在那时，她突然感到全身火热、剧疼，眼前漆黑一片，并且从那时开始，心神不安，不久就传来了这个噩耗。

默默无闻的劳动者
——其他系统和器官

　　人体除了骨骼肌肉、皮肤、眼耳鼻舌、血液循环系统、呼吸系统、神经系统、消化系统、排泄系统、生殖系统等大的器官和系统外，还有诸如肾、膀胱、脑垂体、胸腺、甲状腺等对人体同等重要的系统和器官。这些器官对人体有着独特的作用，其作用是其他器官和系统无法替代的，没有这些器官和系统的参与，生命有机体的运转同样无法进行，更别提健康有序地进行，因此，我们不能忽视它们的存在和作用。

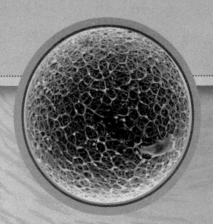

肾——人体垃圾的过滤器

人体在新陈代谢过程中，不断地产生对人体无用或有害的物质——代谢产物，这些物质必须及时排出体外，才能保持身体的健康。由肾脏排出的代谢废物种类最多，量也最大，因此它是人体最重要的排泄器官。

肾脏像严格的"海关检查员"。每天流经肾脏的东西很多，它都要认真地"检查"。并且根据机体需要，做出适当调节。

例如，如果机体丢失盐过多，或摄入盐过少，肾脏排钠就要严格控制，排钾适当放宽。如果机体发生酸中毒，肾脏加强排泄酸性物质，如尿酸、草酸和氢离子，而把碳酸氢钠都吸收回血液内，以便保持机体内的酸碱平衡。这个"检查站"，纪律严明，交通有序。哪个部位吸水、哪个部位排钾保钠、哪个部位排出废物都有明确分工。

肾脏还有分泌功能，如肾素、促红细胞生成素、维生素 D_3、前列腺素等。

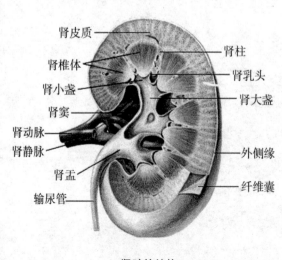

肾皮质
肾柱
肾椎体
肾乳头
肾小盏
肾大盏
肾窦
肾动脉
肾静脉
外侧缘
肾盂
纤维囊
输尿管

肾脏的结构

这些物质对维持人体正常的血压、造血和钙的吸收有着重要的作用。如果没有肾脏的"滤过"，重新吸收和"检查站"的工作，机体内环境的平衡就会遭到破坏。

正常人尿液中的一些溶解物质，因各种原因造成沉淀，潴留于肾内，并持续生长，便可形成结石。

肾结石多发生在中壮年，男性多于女性。肾结石可能长期存在而无症状，特别是较大的结石。较小的结石活动范围大，当小结石进入肾盂输尿管连接部或输尿管时，引起输尿管剧烈的蠕动，以促使结石排出，于是出现绞痛和血尿。

知识小链接

肾　素

肾素是肾小球旁器（也称球旁复合体）的球旁细胞释放的一种蛋白水解酶。肾素经肾静脉进入血液，能催化肝脏分泌进入血浆中的血管紧张素原转变成血管紧张素Ⅰ，血液和肺组织中的转换酶使血管紧张素Ⅰ降解为血管紧张素Ⅱ，后者可被氨基肽酶水解为血管紧张素Ⅲ。血管紧张素的主要功能是调节人体血压、水分、电解质和保持人体内环境的稳定性。

肾结石引起的疼痛可分为钝痛和绞痛。40% ～ 50% 的病人都有间隙发作的疼痛史。疼痛常位于腰部和腹部，多数呈阵发性，亦可为持续疼痛。有的疼痛可能仅表现为腰部酸胀不适，活动或劳动可促使疼痛发作或加重。肾结石绞痛呈严重刀割样痛，常突然发作。肾绞痛发作时，患者呈急性病容，蜷曲在床，两手紧压腹部或腰部，甚至在床上翻滚，呻吟不已。发作常持续数小时，亦可数分钟即缓解。肾绞痛严重时，面色苍白，全身出冷汗，脉细而速，甚至血压下降，呈虚脱状态，同时伴有恶心、呕吐、腹胀便秘。绞痛发作时，尿量减少，绞痛缓解后，可有多尿现象。

血尿是肾结石的另一主要症状。疼痛时，往往伴随发生肉眼血尿或镜下血尿，以后者居多，大量肉眼血尿并不多见，体力活动后血尿可加重。肾结石患者尿中可排出沙石，特别在疼痛和血尿发作时，尿内混有沙粒或小结石。结石通过尿道时，发生阻塞或刺痛。肾结石的常见并发症是梗阻和感染，不少病例因尿路感染症状就医。梗阻则可引起肾积水，出现上腹部或腰部肿块。

除了多喝水之外，多吃黑木耳可以化解肾结石。

黑木耳对无意食下的难以消化的头发、谷壳、木渣、沙子、金属屑等异物具有溶解与氧化作用。尤其是从事理发、开矿、粉尘、锯木、修理、护路等作业的人员更应经常吃黑木耳。

黑木耳对胆结石、肾结石、膀胱结石等内源性异物也有比较显著的化解功能。黑木耳所含的发酵和植物碱，具有促进消化道与泌尿道各种腺体分泌的特性，并协同这些分泌物催化结石，滑润管道，使结石排出。

同时，黑木耳还含有多种矿物质，能对各种结石产生强烈的化学反应，剥脱、分化、侵蚀结石，使结石缩小，排出。对于初发结石，保持每天吃1～2次黑木耳，疼痛、恶呕等症状可在 2～4 天内缓解，结石能在 10 天左右消失，对于较大、较坚固的结石，其效果较差，但如果长期食用黑木耳，亦可使有些人的结石逐渐变小变碎，排出体外。

肾小球肾炎是以肾小球损害为主的变态反应性炎症，是一种比较常见的疾病。临床表现主要有蛋白尿，血尿，水肿和高血压等。早期症状常不明显，容易被忽略，发展到晚期可能引起肾功能衰竭，严重威胁病人的健康和生命，是引起肾功能衰竭最常见的原因之一。肾炎一般分为急性肾炎和慢性肾炎。

基本小知识

变态反应

变态反应也叫超敏反应，是指机体对某些抗原初次应答后，再次接受相同抗原刺激时，发生的一种以机体生理功能紊乱或组织细胞损伤为主的特异性免疫应答。皮肤过敏、瘙痒、红肿，就是一种变态反应。

急性肾炎是急性肾小球肾炎的简称，是一种由于致病微生物感染后变态反应引起的两侧肾脏弥漫性肾小球损害为主的急性疾病，是临床上最为常见的肾病之一。本病的特点是起病较急，在感染后 1～3 周出现血尿、蛋白尿、管型尿、水肿、少尿、高血压及一过性氮质血症等一系列临床表现。发病年龄以 5 ~ 14 岁的青少年占多数，成年人及老年人相对较少；潮湿、天气易变的季节易发病，也有呈流行性发病的可能；病程较短，一般不超过 1 年；经过适宜的休息并治疗后预后较好，否则有可能转化为慢性肾炎。

慢性肾炎是慢性肾小球肾炎的简称，是一组以血尿、蛋白尿、高血压和水肿为主要临床表现的疾病。是由多种病因引起，多种病理类型组成的原发性肾小球疾病的总称，也是临床上最常见的一种肾病。它的特征为：起病隐袭，病程长，可历时数年或数十年，可有一个漫长的无症状尿异常期，然后缓慢持续进行性发展，有不同程度的肾功能减退，最终至慢性肾衰竭。临床表现多样，轻重悬殊，初期只有少量蛋白尿或显微镜下血尿和管型尿，以后常以水肿、高血压为主要症状，后期易出现贫血，严重高血压，伴有肾功能逐渐减退终至肾衰。发病以 10 ~ 40 岁的青壮年为主，男女均可发病，男性多于女性，比例为 2∶1。临床上又根据病人的表现不同将慢性肾炎具体分为普通型、肾病型、高血压型和急性发作型。因其病因和病理类型的多样性而使治疗效果和预后各不相同，总体预后较差。

由于引起肾炎的主要原因是感染，特别是链球菌感染。因此预防肾炎最好的办法是加强身体锻炼，增强机体的抗病能力，以减少上呼吸道感染、咽喉炎、扁桃体炎等疾病侵袭。有呼吸道传染病流行时，积极做好预防，采取隔离措施。一旦发生咽炎、流行性感冒、脓疱疮性皮肤病等链球菌感染时，应立即加以彻底治疗，及早应用青霉素。青霉素不能使用者，用红霉素类抗生素控制感染并观察病情，对降低肾炎发病率有较大的作用。

由于生活节奏的加快和文化素质的提高，一些人患了小毛病，不去求医问药，而是在对药理一知半解的情况下到药店买药超剂量服用，殊不知药物有治疗的作用，也有它的不良反应。药物中绝大部分的药是先经肝脏解毒，后经肾脏排泄，所以肾脏和肝脏一样为机体中毒易感器官，容易受到损害。

由于乱服药引起全血尿，蛋白尿的患者屡见不鲜，药物引起肾损害日趋增多，有25%肾功能衰竭患者与应用肾毒性药物有关。因此如果生病，必须在医生指导下正确合理地使用药物，减少药物性肾炎的发生。

肾脏是可以被移植的。在各种器官移植中，肾移植在实践案例和临床效果上都处于首位。

肾移植不同于人工肾，若移植成功，可一劳永逸。移植后不会影响受者身体，可以同正常人一样工作学习，有正常人一样的寿龄。

▶ 膀胱——人体的水库

膀胱位于小骨盆腔的前部。膀胱是贮存尿液的囊性器官，它的大小、形状、位置及囊壁的厚度是随尿液充满的程度而有所不同。空虚的膀胱呈锥体形，位于盆腔内，充满时，其位置有不同程度的上升。

成年人的膀胱位于骨盆内，婴儿的膀胱较高，位于腹部，其颈部接近耻骨联合上缘；到20岁左右，由于耻骨扩张，骶骨角色的演变，伴同骨盆的倾斜及深阔，膀胱逐渐降至骨盆内。空虚时膀胱呈锥体形，充满时形状变为卵圆形，顶部可高出耻骨上缘。成人膀胱容量为300～500毫升尿液。膀胱底的内面有三角形区，称为膀胱三角，位于两输尿管口和尿道内口三者连线之间。膀胱的下部，有尿道内口，膀胱三角的两后上角是输尿管开口的地方。

膀胱是由平滑肌（逼尿肌）组成，具有一定张力，以维持膀胱内压。当正常成人的膀胱内尿量达400～500毫升时，膀胱内压开始明显升高，引起反射性排尿动作。当膀胱内尿量增加到700毫升时，排尿反射就不易被抑制，很难为意识所控制，并可产生痛觉。

膀胱好像一个充满韧性的气球，主要作用是贮存尿液。当膀胱中的尿液

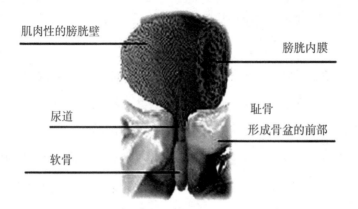

肌肉性的膀胱壁

膀胱内膜

尿道

耻骨
形成骨盆的前部

软骨

膀胱的结构

积累到一定量时，就会受到膨胀性刺激，这种刺激通过神经传入到大脑，大脑便发出"排尿"的命令。这时候，膀胱顶部的肌肉首先收缩，尿液出口处的括约肌开始放松，这样，尿液便源源不断地流向尿道，排出体外。

排尿反射是受大脑皮层随意控制的，婴儿因大脑发育未完善，不能控制排尿，所以小儿排尿次数多，而且易发生夜间遗尿现象。

当人产生想小便的感觉，如果强忍小便，且不说多么难受，大量的尿液充盈膀胱，将使膀胱肌肉变得松弛，以后就会影响膀胱的收缩功能，造成排尿无力，淋漓不净，或者经常有尿液排不完全。

尿液是细菌的良好培养液，膀胱内的温度又最适宜细菌繁殖。如果尿液在膀胱内滞留的时间过长，细菌大量繁殖还容

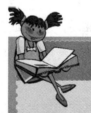

拓展阅读

膀胱癌

膀胱癌是指膀胱内细胞的恶性过度生长，然后发展成一个恶性肿瘤。最常见的过度生长位于膀胱腔内，也就是膀胱的粘膜上皮。恶性肿瘤开始是很小的，浅的肿块长在膀胱的内壁。最后肿块扩散通过整个膀胱肌，浸润到周围的脂肪和组织，如果不及时治疗，最终将侵入血液和淋巴系统。

易引起泌尿系统的感染，出现尿频、尿急、尿痛和血尿。所以，每当你想小便时，千万不要长时间强忍。

膀胱炎是临床常见、多发的感染性疾病。膀胱炎有特异性和非特异性细菌感染。前者指膀胱结核而言。非特异性膀胱炎系大肠杆菌、副大肠杆菌、变形杆菌、绿脓杆菌、粪链球菌和金黄色葡萄球菌所致。

其临床表现有急性与慢性两种。前者发病突然，排尿时有烧灼感，并在尿道区有疼痛。有时有尿急和严重的尿频。很重要的一点是上述症状既发生于晚间，又发生在白天，女性常见。患者感到体弱无力，有低热，也可有高热，以及耻骨上不适和腰背痛。体格检查有时耻骨上有不适，但无腰部压痛。男性并发附睾炎或尿道炎。女性并发盆腔炎并易反复发作。

慢性膀胱炎通过症状与急性膀胱炎相似，但无高热，症状可持续数周或间歇性发作，使病者乏力、消瘦，出现腰腹部及膀胱会阴区不舒适或隐痛，有时会出现头昏、眩晕等神经衰弱症状。

慢性膀胱炎通过膀胱镜观察，可以看到膀胱颈及膀胱三角区有水肿性炎症，整个膀胱呈现片状红肿黏膜，易出血，严重者出现黏膜溃疡，有时被渗出物所覆盖。炎症细胞侵及黏膜及肌层，伴有纤维性变，使膀胱弹性和容量减少。

预防膀胱炎的关键是保持阴部清洁卫生，勤换内裤，常清洗，不要经常熬夜或是作息不规律。

总管人体激素的脑垂体

脑垂体位于大脑下部，状如杏仁。由垂体柄与丘脑下部相连，倒悬于其下，故有其名。论重量仅有 0.5~0.8 克，但它能分泌极为重要的激素。其中有的激素还能管理或影响其他内分泌的活动，故有激素的总管家之誉。在结构和生理上，可分为前后二叶，前叶为腺体（腺垂体），后叶为神经组织（神经垂体）。

前叶分泌的激素有生长激素、促甲状腺激素和促性腺激素等。

生长激素能促进人体的生长、发育。如果在儿童期缺乏这种激素，身体不能长高，也不发育，一般智力正常，称为侏儒症。相反，如果生长激素分泌过多，身体就长得非常高大，称为巨人症。在成年期如果分泌过多，除了发胖外，生殖机能就会减退，骨骼末端就会变得粗大。

促甲状腺激素有促进甲状腺分泌的作用。对维持甲状腺正常机能极为重要。

抗利尿素可促进肾脏回收水分，减少尿量。如果垂体后叶有了毛病，抗利尿素分泌不足，可使尿量增加，出现"尿崩症"。由于抗利尿激素能使血管平滑肌收缩，故又称血管加压素。

催产素，可促进平滑肌收缩，尤其能使子宫平滑肌收缩，在分娩时用于催产；并用作治疗因子宫收缩无力而引起的产后出血。

人体内有两类腺体，一类叫有管腺（也称外分泌腺）体，如汗腺、消化腺、皮脂腺等，它们的分泌物是通过导管排出去的。另一类腺体是无管腺（即内分泌腺）体，如脑垂体、甲状腺、肾上腺、胰岛腺、生殖腺等，它们的分泌物由腺体直接渗入毛细血管，随血流分送到整个机体内，从而完成调节各种生理功能的作用。

内分泌腺所分泌的各种物质，统称为激素。

激素是人体内的奇妙物质，是一类具有高效能的生物活性物质。在血液中含量虽少，但同中枢神经系统一样，对人体起着重要的调节作用。激素作用甚广，但不参加具体的代谢活动，只对特定的代谢和生理过程起调节作用。调节代谢及生理过程的进行、速度和方向，从而使机体的活动更适应于内外环境的变化。激素是通过血液循环或组织液起传递信息作用的，与神经系统相比其特点是，作用缓慢、持久和范围广。

激素的作用很广泛，概括起来大致有以下几种，调节机体的新陈代谢过程、保持身体内环境的相对恒定、调节控制机体的生长，发育和生殖机能、增强机体对有害刺激和环境条件急剧变化的抵抗力或适应能力。

研究激素不仅可了解某些激素对人体（或动物）的生长、发育、生殖的影响和致病的机理，还可利用测定激素来诊断疾病。由此看出，内分泌腺是关系到人们生死存亡的"生命腺"。现代科学技术已经能人工合成许多种激素，并已广泛应用于临床，治疗很多疾病。

▶️ 甲状腺——生命的调节剂

甲状腺位于喉下部和气管两侧，重约 50 克，是人体内最大的腺体。它是由大量囊状泡形的腺泡所组成。泡内有含碘的蛋白质，可生成甲状腺素。腺泡间有丰富的毛细血管，每小时流经它的血液，大约是人体总血量的 40 倍。

甲状腺分泌的激素可影响人体的生长发育。甲状腺素不足时，生长和发育迟缓，特别怕冷，精神淡漠，出汗少，心跳慢；相反，若分泌多，机能亢进时，常出现眼球突出，非常怕热，心跳快、出汗多，容易激动，饭量虽大但并不胖。

在甲状腺的背面，还有 4 个绿豆大小的甲状旁腺。它分泌的甲状旁腺素，用以调节体内钙和磷的代谢，保持神经系统的正常兴奋性，骨骼的正常发育。如果分泌过多，容易导致骨质疏松畸形；分泌过少，神经和肌肉兴奋性增强。

碘是甲状腺素的重要原料，食物中如果缺少碘，首先便从甲状腺中表现出来——甲状腺发生代偿性肥大。

知识小链接

代偿性肥大

代偿性肥大指某器官的一部分或成对脏器的一侧受到损害或切除时，残余部分或残留的另外一侧脏器则肥大，并出现功能增强时的状态。代偿性肥大在内分泌腺十分明显。

单纯性甲状腺肿俗称"粗脖子""大脖子"或"瘿脖子"。是以缺碘为主的代偿性甲状腺肿大，青年女性多见，一般不伴有甲状腺功能异常，散发性甲状腺肿可有多种病因导致相似结果，即机体对甲状腺激素需求增加，或甲状腺激素生成障碍，人体处于相对或绝对的甲状腺激素不足状态，血清促使甲状腺激素分泌增加，只有甲状腺组织增生肥大。

有的山区土壤和水中缺少碘，不少人脖子会变粗，甚至长出大肉疙瘩（俗称瘿瓜瓜）。患甲状腺肿大病的人因有地区性，故称地方性甲性腺肿。据报道，全世界约有 10 亿人生活在缺碘地区。从发病者看，女性多于男性，而且多从儿童、青年时期开始发病。缺碘地区的正常儿童，一般智力的发展比正常儿童低 10~15 个百分点。在缺碘地区，特别是边远山区，供应碘盐和含碘丰富的海带等，都可起到预防和治疗甲状腺肿大的作用。

❤️ 人体的卫士——胸腺

胸腺，这一鲜为人知的器官虽不如胃、肠、肝、胆、心、肺、肾等器官那么"出名"，但它却是机体的重要淋巴器官，并一直在默默地、无私地为人体的健康奉献自己的力量。

胸腺位于胸骨后面，紧靠心脏，呈灰赤色，扁平椭圆形，分左、右两叶，由淋巴组织构成。青春期前发育良好，青春期后逐渐退化，为脂肪组织所代替。

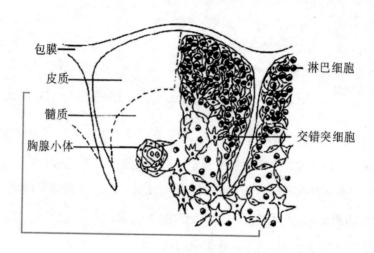

包膜
皮质
髓质
胸腺小体
淋巴细胞
交错突细胞

胸腺的结构

胸腺表面有结缔组织，结缔组织伸入胸腺实质是把胸腺分成许多不完全分隔的小叶。小叶周边为皮质，深部为髓质。皮质不完全包围髓质，相邻小叶髓质彼此衔接。皮质主要由淋巴细胞和上皮性网状细胞构成，胞质中有颗粒及泡状结构。网状细胞间有密集的淋巴细胞。胸腺的淋巴细胞又称为胸腺细胞，在皮质浅层细胞较大，为较原始的淋巴细胞。中层为中等大小的淋巴细胞，深层为小淋巴细胞。从浅层到深层为造血干细胞增殖分化为小淋巴细胞的过程。皮质内还有巨噬细胞，无淋巴小结。髓质中淋巴细胞少而稀疏，上皮性网状细胞多而显著。形态多样，胞质中有颗粒及泡状结构，为其分泌物。尚有散在的圆形的胸腺小体。

胸腺在胚胎第六周时便开始萌芽、发育，第十至十一周时形成胸腺雏形，分左右两叶，逐渐长大，外形如蝴蝶，色白质软。胎儿出生时，胸腺重 10 ~ 15 克。出生后的两年内迅速增大，至青春期，其体积最大，重 30 ~ 40 克；30 岁后，它便开始萎缩；60 岁后重 10 ~ 15 克，是一生中重量相对最大的时期。

随年龄增长，胸腺继续发育，到青春期为 30 ~ 40 克。此后胸腺逐渐退化，淋巴细胞减少，脂肪组织增多，逐渐被大量的脂肪组织和纤维组织所代替，至老年仅 15 克。

胸腺是造血器官，能产生淋巴细胞，并运送到淋巴结和脾脏等处。这种淋巴细胞对机体的细胞免疫具有重要作用。胸腺的功能在于建立和调节机体的免疫功能，保持机体的抵抗力。它分泌的胸腺素刺激血液中的淋巴细胞成为具有杀伤细菌、病毒和肿瘤细胞能力的免疫活性细胞，从而使人体得以健康地生存。

有人曾做过实验：摘除胸腺的小鼠，发生了免疫缺陷，结果诱发了肿瘤的形成。后来实验时，把另一只小鼠的胸腺移植到被切除了胸腺的小鼠身上，结果预防了肿瘤的发生。实验表明，胸腺及其所联系的细胞免疫与肿瘤的发生有直接联系。

人的一生中有两个阶段表现为免疫反应的降低，即婴幼儿期和老年期。前者因为胸腺及其联系的免疫系统尚未发育完善，后者因为胸腺功能的减退而导致全身免疫功能的衰退。原发性免疫缺陷的儿童比普通人群发生恶性肿瘤的机会高出 100 ~ 1000 倍，其中网状淋巴肉瘤的发生率最高。有一种由于胸腺发育不良引起的细胞免疫缺陷性疾病，其肿瘤的发生率高达 10%；患先天性 X 性联无球蛋白血症（一种体液免疫缺陷性疾病）的儿童，其肿瘤的发生率为 6%。虽然肿瘤发生的原因是多方面的，但随着年龄的增长，胸腺功能的逐渐减退毫无疑问是其原因之一。据测定，人到 40 岁以后，由胸腺产生的胸腺素开始减少，70 岁以上的老年人依赖胸腺而存在的 T 淋巴细胞的绝对数明显减少，这些都是胸腺功能减退，导致老年人免疫功能衰退的证据。

人体免疫功能由破坏到恢复正常，或者增强时，可控制肿瘤的发展，甚至可消除肿瘤。国外有一组报道：12000 例肾移植后的患者，均使用强有力的抑制免疫功能的制剂，其中 2 例因为工作疏忽而将肿瘤植入病人体内并在病人体内生长。后来撤除全部免疫抑制剂后，病者的免疫功能获得恢复。不久，广泛播散在病人体内的恶性仲瘤细胞被完全杀灭。这说明，肿瘤可在健康人体内发生，但也可以自然消退，这主要与机体免疫功能有关。早期肝癌的组织切片中发现，癌块周围被一层纤维膜包裹，外有大量淋巴细胞（免疫活性细胞）围绕，膜内癌细胞有的退化，有的分裂后，又被纤维组织包围。如此包围——突破——包围的现象生动反映了机体与癌症作斗争的规律，同时也说明机体的免疫状态在抵抗癌症的侵袭上具有重要意义。

鉴于恶性肿瘤的发生和发展与机体的免疫状态有关，所以人们开始在免疫中枢器官——胸腺上动"脑筋"，用它的提取成分注射给人体或将其碎片植入人体以帮助治疗全身性晚期肿瘤。用胸腺治疗癌症的最初方式是注射胸腺素和胸腺的混悬液。1976 年，美国的戈司顿报告：用胸腺素治疗 111 例恶性肿瘤，其中有黑色素瘤、肺癌、胃癌、乳腺癌、胆囊癌、子宫癌等，经治者中，75% 的病人的免疫功能增强，临床症状减轻，有的症状消失。

我国用胸腺移植的方法治疗癌症始于 1980 年，无锡、西安一些医院用胚胎胸腺移植辅助治疗胃癌、结肠癌和乳腺癌等，使患者疼痛减轻，饮食增加，精神好转，生存期普遍获得延长。有两位农民病友患晚期肝癌，接受胚胎胸腺移植后可到田间从事轻微劳动。凡接受胚胎胸腺移植的晚期肝癌患者的生存期平均延长半年以上。

用胚胎胸腺移植的方法辅助治疗癌症，已引起人们的兴趣和重视。该技术操作简便、安全、有效。我们深信，这一技术将广泛应用于临床，为那些处于绝境的患者增加一种新的治疗手段，改善他们的生存质量。

➡ 不能被抛弃的阑尾、扁桃体和脾脏

阑尾是长在盲肠外面的一根细小管子，好像半条蚯蚓。它之所以容易发

炎，饭后奔跑并非主要原因，阑尾管腔很小，很容易被粪石或寄生虫卵阻塞才是主要原因。一方面，阑尾细长而游离，容易扭曲而梗阻。另一方面，供应阑尾的动脉是终末分支，没有侧支循环，如果阑尾通盲肠的那一端堵塞，阑尾黏膜的分泌物不能排出，腔内压力必然大大增高而使阑尾壁的血流发生障碍。阑尾营养状态不良，肠内的致病细菌就会乘机侵入，引起阑尾发炎。

阑尾一旦发炎，主要症状是肚子痛。开始时往往是上腹部或肚脐周围痛，很像胃痛，经过几小时以后，疼痛逐渐转移到右下腹，这种转移性腹痛是急性阑尾发炎的特点，70%～80%的病人有这种典型症状。至于腹痛的性质和轻重，主要决定于阑尾发炎的程度，所以各人的情况不同。

患阑尾炎的人，除了腹痛以外，还常常伴有恶心呕吐。如果用手摸摸肚子还是软的，只在右下腹（阑尾点）有压痛，体温或热度不高，这说明阑尾的炎症还比较轻，属丁单纯性阑尾炎。如果阑尾发炎比较严重，已经化脓、坏死或已穿孔，那么肚子就痛得很厉害，压痛的范围也会扩大，同时伴有高烧，按摸肚子时腹壁

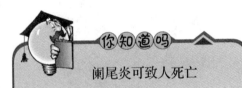

你知道吗

阑尾炎可致人死亡

阑尾炎是腹部的常见病、多发病。大多数阑尾炎病人能及时就医，获得良好治疗。但是，有时没有引起足够的重视或处理不当，则会出现一些严重的并发症。事实证明，急性阑尾炎可致人死亡，死亡率为0.1%～0.5%。

肌肉紧张，或者在右下腹能摸到肿块。总之，不论炎症轻重，一旦发觉后应立即到医院接受治疗。

好多年来，人们一直把盲肠上面这个小小、长长的"尾巴"——阑尾，视作毫无用处的退行性器官。由于它只有进口而无出口，一旦粪石和寄生虫等钻入这个死胡同，就很容易发炎、化脓，甚至穿孔而引起腹膜炎。因此，很长一段时期内，人们都认为阑尾是个有害无益的累赘东西，一旦因其他疾

病而进行剖腹手术时，患者或家属常会请求医生顺便把阑尾也一并切掉。可是，随着医学科学的发展，特别是对人体免疫系统的深入研究，人们才发现这个小小的阑尾，并非是个废物。它含有丰富的淋巴组织，而这些淋巴组织，正是保卫身体健康的重要卫士。特别是在青少年期，全身的免疫系统尚未发育完善，而阑尾中的淋巴组织却正处于兴旺阶段，如果把一个好端端的阑尾"平白无故"地一刀切掉，岂不可惜！曾有人统计，青少年时期就把阑尾切除者，将来患消化系

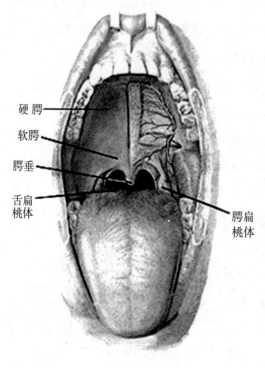

硬腭
软腭
腭垂
舌扁桃体
腭扁桃体

扁桃体的结构

统恶性肿瘤的可能性就会随之增加。

再如咽喉部的扁桃体，它是口咽部上皮下的淋巴组织团块。

在舌根、咽部周围的上皮下有好几群淋巴组织，按其位置分别称为腭扁桃体、咽扁桃体和舌扁桃体。其中以腭扁桃体最大，通常所说的扁桃体是指对腭扁桃体而言。腭扁桃体有一对，位于舌腭弓与咽腭弓之间，卵圆形，表面为复层鳞状上皮所覆盖。上皮向扁桃体内部陷入形成 10～20 个隐窝，隐窝中含有脱落的上皮细胞、淋巴细胞及细菌等。上皮下方及隐窝周围密集分布着淋巴小结及弥散淋巴组织，淋巴细胞常穿过上皮而沉积于口咽部。扁桃体的被膜是一层致密的结缔组织，它把腭扁桃体与邻近器官隔开，有阻止腭扁桃体感染扩散的屏障作用。

扁桃体可产生淋巴细胞和抗体，故具有抗细菌抗病毒的防御功能。咽部是饮食和呼吸的必经之路，经常接触较易隐藏的病菌和异物。咽部丰富的淋巴组织和扁桃体执行着机体这一特殊区域的防御保护任务。不过此处也易因遭受溶血性链球菌、葡萄球菌和肺炎球菌等病菌的侵袭而发炎。这些细菌通常就存在于人的咽部和扁桃体隐窝内。正常情况下，由于扁桃体表面上皮完整且黏液腺不断分泌，可将细菌随同脱落的上皮细胞从隐窝口排出，因此保持着机体的健康。

扁桃体犹如镇守人体大门的两员虎将，不管是细菌病毒，还是企图侵入人体的其他病原体，一旦被扁桃体捉住，就会拼个你死我活。这时，扁桃体就会充血水肿，化脓疼痛。特别是小孩子，发炎的机会更多，全身的反应也更大。

扁桃体炎是扁桃体的炎症。临床上分为急性和慢性两种，主要症状是咽痛、发热及咽部不适等。此病可引起耳、鼻以及心、肾、关节等局部或全身的并发症，故应给予重视。

扁桃体炎分为急性和慢性两种。急性扁桃体炎多因溶血性链球菌引起而发病。此外，如葡萄球菌、肺炎球菌、流感杆菌及病毒等也可能引起急性扁桃体炎。此病起病较急，有恶寒及高热，吞咽时咽痛尤重，并可能引起放射性耳痛，四肢酸痛乏力。检查见扁桃体充血肿大，多数在陷窝口处有黄白色脓性分泌物，滤泡化脓者症状更重，黏膜下有黄白色小脓肿。患者下颌角淋巴结肿大压痛，血液中白细胞升高。

慢性扁桃体炎多无明显的自觉症状，但有咽干、异物感等症状，并伴有反复急性扁桃体炎发作史，小儿扁桃体过度肥大者将影响呼吸和吞咽。检查见舌腭弓慢性充血，扁桃体慢性充血或有疤痕，陷窝口有干酪样脓栓，下颌角淋巴结肿大。与急性扁桃体炎需要鉴别的咽部疾患有咽白喉、文桑氏咽峡炎、黏性白细胞减少性咽峡炎、溃疡性咽峡炎、咽部角化症等。

扁桃体炎能引起多种并发症，如扁桃体周围脓肿、风湿病、急性肾小球肾炎、关节炎、心肌炎等。对急性扁桃体炎可以使用抗生素或磺胺药治疗，此外应多休息、通大便、多饮水、服退热止痛药等，常在 5~7 天内恢复。

急、慢性扁桃体炎都可能引起多种并发症。局部并发症有急性中耳炎、鼻炎、鼻窦炎、咽炎、颈淋巴结炎、扁桃体周围脓肿等。全身并发症常见的有风湿病、急性肾小球肾炎、败血症、关节炎、皮肤疾患（如银屑病）、心肌炎、支气管哮喘等。

扁桃体炎引起全身疾病的机理目前尚不完全明了。感染学说认为是溶血性链球菌及其毒素间断地进入血流或淋巴，导致远隔部位的疾病。近年来由风湿病患者的咽部、血液和心瓣膜上分离出 II、III、IV、VII 型腺病毒，并认为链球菌的透明质酸酶能增加咽部组织的通透性，使病毒易于侵入人体而致病。

急性扁桃体炎大多在机体抵抗力降低时感染细菌或病毒所致，是儿童和青少年的常见病。慢性扁桃体炎是由于急性扁桃体炎反复发作所致，因此应该积极治疗。患者平时要锻炼身体，增强体质，注意口腔卫生，及时治疗附近组织的疾病，饮食宜清淡，不吃辛辣刺激性食物，戒除烟酒，一旦该病成为诱发其他疾病的病灶，或有其他手术指征时则应考虑手术治疗。

知识小链接

溶血性链球菌

溶血性链球菌又称沙培林，是肾盂肾炎、产褥热、猩红热的病原体。溶血性链球菌对热和化学清毒剂均敏感，常引起扁桃体、咽部、中耳等感染。

以前，人们为了"省事"，或惧怕扁桃体中的病菌和毒素侵及全身，曾有好长一段时间，主张把扁桃体摘除。在这种思想指导下，大批儿童的扁桃体遭到切除。由于"守门神"无故被"斩"，许多细菌病毒就容易趁虚而入，结果咽炎和气管炎的发生率大大增高。更为可惜的是，扁桃体原是淋巴系统的重要一员，一旦切除，免疫功能就会受损。已有统计报道，扁桃体被切者，癌症的发病率相对增高，道理就在于此。

再如左上腹部的脾脏，是人体中最大的淋巴器官。脾脏是一个富于血供的实质性脏器，质软而脆。一般认为生理脾长 10～12 厘米，宽 6～8 厘米，厚 3～4 厘米，重 110～200 克。

脾脏位于左季肋区后外方肋弓深处，与 9～11 肋相对，长轴与 10 肋一致。膈面与膈肌和左肋膈窦相邻，前方有胃，后方与左肾、左肾上腺毗邻，下端与结肠脾沟相邻，脾门与胰尾相邻。脾脏为腹膜内位器官，由胃脾韧带、脾肾韧带、膈脾韧带和脾结肠韧带与邻近器官相连。

脾的主要功能是过滤和储存血液。脾的组织中有许多称为"血窦"的结构，平时一部分血液滞留在血窦中，当人体失血时，血窦收缩，将这部分血液释放到外周以补充血容量。血窦的壁上附着大量巨噬细胞，可以吞噬衰老的红细胞、病原体和异物。

脾脏是机体最大的免疫器官，占全身淋巴组织总量的 25%，含有大量的淋巴细胞和巨嗜细胞，是机体细胞免疫和体液免疫的中心，通过多种机制发挥抗肿瘤作用。

最初人们也不大重视脾脏，认为不过是个储藏血液和破坏血细胞的血库，有或者没有它无伤大局。因此，有些疾病只要与脾脏稍有牵连，就会被医生判以"切脾"重刑。后来，人们发现这批被切掉脾脏的病人，十分容易发生感染，而且这种感染往往比常人难以控制，有人称其为"暴发型感染综合征"，其原因就是因为脾脏有重要的免疫功能，一旦被迫切除，对人体的自身保护机制是个不小的损失。

但是，这类手术医院里不是还常常在做吗？情况确实如此。这就要看这些部位疾病的严重程度，以及它们对人体的利弊得失来决定了。

例如，急性阑尾炎已达梗阻或化脓阶段，就必须在穿孔之前切除，否则阑尾穿孔引起脓肿或者腹膜炎，就会危及生命或者留下严重后遗症。

因慢性扁桃体炎反复发作，其结构特别是淋巴组织已遭严重破坏，或者扁桃体的隐窝内藏有大量细菌难以清除，成为人体的一个隐患，如果患者同时伴有风湿病或慢性肾炎，则慢性扁桃体炎的反复发作，还可能加剧风湿病或慢性肾炎的病情。这时，保留扁桃体就弊大于利，还是早日切除为宜。

至于明显增大的脾脏，常会引起白细胞、血小板或红细胞减少。白细胞减少可能引起抵抗力降低，血小板减少易导致出血倾向，红细胞减少则引起贫血。如果这种并发症程度严重，一时又无好的治疗办法，则切除脾脏仍不失为一个有效的治疗措施。所以说，阑尾、扁桃体、脾脏等涉及人体免疫功能的器官，不能再像以往那样随便切除，但一旦它们发生了严重疾病，以致弊大于利，则切除仍然是应该的。

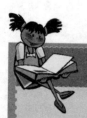

拓展阅读

饭后走一走

科学研究证明，进餐后是最容易产生毒素的时刻，食物如果不能及时的消化或是吸收，毒素就会积累很多。因此，饭后可以走一走，有助于健脾，还可以在吃完饭 1 小时后吃 1 个水果，也有助于健脾排毒。

附：延续人类的遗传

　　古时候人们就有"龙生龙，凤生凤，老鼠的儿子会打洞""种瓜得瓜，种豆得豆"的说法，就是说明遗传中子代会重现亲代的形性及特征。但是何以会有遗传这样奥妙的事实呢？遗传的过程又如何呢？

　　1865 年，一位研究人员孟德尔首次说明支配遗传形质的原则。他用 8 年的时间栽培豌豆，最后得到 3 个结论：①生物的遗传性质由若干基本单位（基因）控制；②每个单位性质由亲代传于子代时，可以各个分离；③受精卵中由亲代接受而来的单位性质是成对出现，其中一方为显性，另一方为隐性，等到受精后，卵发展为新个体，显性的基因便显现在外，隐性的仍潜伏于个体内。孟德尔的研究报告在当年并不引人注意，20 世纪后，细胞学日趋昌明，科学家们这才证实孟氏的学说，并将孟氏的遗传法则称之为孟德尔定律。由于孟德尔在遗传学方面的伟大贡献，人们便尊称他为"遗传学之父"。

　　遗传的基本单位——基因，1902 年由科学家证实它始于染色体上。每种生物体内的每个细胞均含有定数的染色体。人类细胞含有 46 个染色体，配成 23 对。当配子（卵与精子）形成时，细胞以一种特殊的方法分裂使染色体的数目减半，称之为减数分裂。因此卵或精子内只有 23 个染色体。卵受精后染色体恢复原来的数目，经由染色体所携带的化学信息，促使受精卵发育成一个新个体。

　　减数分裂进行时，染色体两两配对叫作同源染色体。同源染色体经过复制而形成两个染色体时，常常彼此连接着。它们开始分离，通常不是全部解开变直，而可能是一个染色分体上部与另一个同源染色体的下部连在一起。二染色分体可能交换相等的部分，这种交换的结果，使染色体的物质形成新的组合。由于新的组合经常不断地发生，因此导致新配子的形成。

经过多方面的长期研究，科学家们发现人类的遗传现象也遵循孟德尔的遗传定律。但研究人类遗传现象的困难重重，因为人们不能做杂交试验，各代之间须经过一段相当长的时间，产生的子代数目也少。因此我们所知道的人类遗传，大都是从相当少数的性质研究中得来的，如追踪人类谱系，应用统计方法计算。对于人类全体都有的普通性质（如血型、智力等），我们知道的较多，但就整体而言，我们的所知确实相当有限。

人类的血型（O、A、B、AB）的遗传，由三个偶对基因（I^A，I^B，i）控制红血球内凝集元的种类。基因 I^A 产生凝集元 A，I^B 产生凝集元 B，i 不产生凝集元。拥有 $I^A I^B$ 基因的人血型为 AB 型，拥有 ii 基因的为 O 型。人们输血时，血型必须彼此可以相容。即受血者血浆中的凝集素不致和供血者红血球中凝集元发生作用，引起凝集而使受血者发生生命危险。换句话说，O 型血液者的红血球中没有凝集元，所以能输血给任何血型的人。AB 型血液者的血浆中无凝集素，不会因任何红血球中的凝集元而引起凝集，所以能接受任何血型的输血。

血液中有一种特殊的抗原：Rh 抗原，Rh 代表恒河（Rhesus），这种抗元首先在恒河猴的血液中发现。85% 白种人族群的血液为 Rh 阳性（Rh +），他们的基因是 RR 或 Rr。另外 15% 的基因是 rr，没有抗原，叫作 Rh 阴性（Rh -）。中国人或日本人中，Rh 阴性的很少见。一位 Rh 阴性的女子和一位 Rh 阳性的男子结婚，可能生出 Rh 阳性的婴儿。胎儿的红血球（带着 Rh 抗元）穿过胎盘而流入母体，可使母体的血液产生对此种抗原的抗体。这些抗体再回到婴儿（尤其发生在以后的各次妊娠中）的血液中，逐步毁坏他的红血球。如果损坏太大，胎儿就会死亡，造成流产。如果只有较小的损害，婴儿出生时仍可活存，但会患严重的贫血和黄疸。如果将此类婴儿的血液全部用 Rh 阴性（没有抗体的血液）完全替换，则有可能把婴儿从死神手中救回。

色盲是指不能够辨别红色、绿色的人。平均每百位男性中，约有四位是色盲患者，但女性色盲患者不到 1%。在人类的 23 对染色体中，有一对决定人类的性别的性染色体，男子性染色体为异型结合（XY），女子性染色体为同型结合（XX）。X 染色体除决定性别的基因外，还含有控制其他遗传性质的基因。Y 染色体没有偶对基因。因此色盲的基因只在 X 染色体上，男性的 X 染色体来自母体，只要 X 染色体上有色盲基因才会成为色盲，因此女性色盲患者较少。

血友病也是一种遗传病，患者的血液凝固极慢，较常见于男性。血友病的基因如同色盲基因，也在 X 染色体上。一个女子患血友病，必须来自父母的两个 X 染色体都带有血友病的基因。此种情形极少发生，一则由于这种基因本来就不多，再则是男性血友病患者能够活到成年结婚生子的机会也不太大。

秃头的遗传对男性是显性，对女性是隐性。男人或女人的性荷尔蒙，能促进或遮盖秃头的显现。一般男子中年以后，性荷尔蒙分泌失调，女性激素分泌量减少，头发开始脱落而微秃头。

人的眼睛颜色是一种复杂的遗传性质，目前还不十分明了其成因。纯蓝色眼睛可能是由一个单基因控制，蓝色眼睛的基因对于任何有色眼睛的基因而言都呈隐性。举例说一个有蓝色眼睛的女子嫁给一个有非蓝色眼睛的男子，她所生的子女具有蓝色眼睛的机会最小，大多是属于其他有色眼。有色眼是指含有色素的任何眼睛，如带有极少数棕色斑点（包括淡褐色）、绿色或灰色的眼睛。除色素基因外，可能还有别的基因会影响眼睛颜色。

人类皮肤的颜色由皮下色素的多寡决定。皮下褐色素的数量似乎由 4～8 对独立分配的基因所支配。此种基因出现的越多，皮肤的颜色就越深。阳光的照射也会改变皮肤色素的含量。某些种族的红色或黄色的色素是另外的皮肤色素，与白、黑肤色的皮下褐色素不同。

身高和体重皆有遗传性，当然后天环境的影响也大，例如饮食营养、卫生保健。侏儒症和巨人症二者身高相差悬殊，这常是脑下腺激素分泌不足（侏儒症）或太多（巨人症）的缘故。这些激素受遗传的支配。

人类正常的智力有赖于许多基因共同负责，其中任何一个基因在功能或构造上有缺陷，便容易使心智活动的能力受损害成为低能。有一种特殊的低能叫先天性痴呆（又称为蒙古症），其原因是体内细胞内第 21 号染色体多出一个染色体共有 3 个，另外一种著名的苯丙酮酸性痴呆，是由于一个单纯隐性基因所引起，此基因影响肝内一种特殊酶的制造。缺乏这种酶就不能将苯丙氨酸变为酥氨酸，而只能变成苯丙酮酸。

眼盲和耳聋有半数以上是遗传的，此外癫痫、某种心脏病、精神病、大脑性麻痹、关节炎，以及许多代谢性疾病的发生，也都有基因遗传成分。